우리에게 수학이 왜 필요할까요?

고호경(아주대학교)

1 | 시대가 변했습니다.

우리나라는 급격하게 고령화가 진행되고 있습니다.
세계적으로 할머니·할아버지 인구는 급격히 증가하고 있으며, 특히 우리나라는 유례를 찾기 어려울 만큼 급격하게 고령화가 진행되고 있습니다(Korea Ministry of Health and Welfare Statistics, 2008, WHO, 2004). 통계청(2001)에 따르면 이미 우리나라는 2000년에 65세 이상 인구가 전체 인구의 7 %를 넘어서면서 노령화 사회에 들어섰고, 2019년에는 14 %, 2026년에는 20 %를 상회할 것으로 예상된다고 합니다.

노년계층에 대한 복지시설 및 환경 그리고 교육 활동을 준비해야 합니다.
우리나라는 급진적인 산업화와 그 성공으로, 그 어느 나라보다 빠르게 고속 성장을 해왔습니다. 그로 인해 생활수준의 향상과 의료 기술의 발달로 노년계층의 팽창을 가져왔고, 여기에 출산율의 저조가 더해져 고령 사회에 보다 빠르게 들어섰습니다. 그 결과 우리나라는 사회 활동 인구에 비해 높은 비율을 차지하고 있는 노년계층에 대한 복지시설 및 환경 그리고 교육 활동을 준비해야 할 상황에 놓여 있습니다.

할머니·할아버지의 인지장애(치매)를 줄이기 위한 개인적·사회적 노력은 선택이 아니라 필수입니다.
인구 구조의 노령화에 따라 여러 할머니·할아버지 관련 질환도 상대적으로 증가하는데, 가장 중요한 질환 중의 하나가 인지장애(치매)입니다(Park et al, 2008; 매희준, 2003 재인용). 이제는 인지장애(치매)와 같은 할머니·할아버지의 건강 문제는 할머니·할아버지 자신의 문제라기보다는 사회의 문제로 대두되고 있는 실정입니다. 따라서 할머니·할아버지의 인지장애(치매)를 줄이기 위한 개인적·사회적 노력은 선택이 아니라 필수라고 볼 수 있습니다.(이윤로, 2000).
나이 먹음을 통해 우리는 노화라는 생물학적이고 감정적이며 사회적으로 거부하기 어려운 변화를 겪게 됩니다. 그러나 이러한 노화를 단순히 퇴행하는 것으로써 다가오는 변화로 어쩔 수 없다는 소극적이고 부정적인 자세가 아닌, 보다 발전적인 의미로써의 노화에 대해 보다 적극적이고 긍정적인 자세를 취해야 할 때입니다.

2. 학생들만 학생? *No! No!* 이제는 할머니·할아버지도 학생일 수 있습니다.

할머니·할아버지 교육의 중요성이 나날이 증대되고 있습니다.
앞에서 언급하였듯이, 할머니·할아버지 교육의 중요성이 나날이 증대되고 있는 이 시점에서 할머니·할아버지의 지적 욕구와 신체적, 정신적으로 건강한 삶을 위한 프로그램으로써의 역할을 하는 자료를 개발하고 보급하는 일은, 노년기에 질적으로 성공적인 삶을 향유하기 위하여 매우 필요한 일이라고 할 수 있습니다. 성공적인 노화의 기준은 자신의 생활 중 몇 가지 일에 열중할 수 있고, 긍정적인 자아 개념을 지니며, 행복하다는 감정을 갖는 것이라고 말합니다. 할머니·할아버지에 대한 교육은 이러한 긍정적 자아 개념 형성을 돕고 노년기 삶의 질을 향상 시켜주려는 의도에서 개발 및 진행되어야 한다고 합니다(Havighurst, 1972). 이미 노화의 속도를 늦추기 위하여 또한 안녕감을 목적으로 노화 방지를 위한 생물학적 접근이 이루어지고 있을 뿐만 아니라, 다양한 영역에서 할머니·할아버지들을 대상으로 하는 교육 활동이 이루어지고 있습니다.

그러나 우리나라에서 할머니·할아버지 교육이 실시된 지 벌써 30여 년이 지났으나, 현재까지 주로 복지 차원에서 시행되고 있으며, 교육 내용도 할머니·할아버지 복지 서비스 관점에서 이루어지고 있는 실정입니다. 현재의 할머니·할아버지 교육이 할머니·할아버지의 지적 욕구와 잠재력을 개발하기 위한 프로그램으로써의 역할을 하는 교육의 장이라기보다는, 여가 시간을 보낼 곳으로써의 역할에 치중하고 있다고 볼 수 있기 때문입니다(권두승·조아미, 2001).

우리 사회는 할머니·할아버지 학습자 개개인의 수준과 필요에 맞는 개별화된 맞춤형 학습 체제를 갖추어야 합니다.
아직까지 우리 사회는 변화하는 시대상에 맞는 새로운 패러다임을 이끌어내지 못하고, 여전히 할머니·할아버지 학습자들을 교육 대상자로서 보는 데는 소극적 태도를 보이고 있습니다. 이제는 시대적, 사회적, 기술적, 경제적 요구와 변화에 따라 할머니·할아버지의 학습적 요구 또한 변화를 요구하고 있습니다. 학습은 학생을 대상으로 특정 교육 기간에서만 이루어지는 것이라는 패러다임에서 변화되어야 하며, 할머니·할아버지 세대 역시 어엿한 학습자로 보아야 하는 시대에 이른 것입니다. 따라서 이제 우리 사회는 할머니·할아버지 학습자 개개인의 수준과 필요에 맞는 개별화된 맞춤형 학습 체제를 갖추는데 적극적인 관심을 기울여야 합니다.

3 왜 수학인가요?

중년 이후에 비교적 덜 손상된 뇌를 가지기 위해서는 정신적 노력이 필요합니다.
오시마 기요시(2004)의 뇌에 대한 연구에 따르면, 신경세포는 노화와 함께 그 수와 기능이 점차 감소된다고 합니다. 따라서 뇌는 많이 사용할수록 건강해 진다는 주장 하에 중년 이후에 비교적 덜 손상된 뇌를 가지기 위해서는 정신적 노력이 필요하다고 하였습니다(Leviton, 1995). 지속적인 정신적 자극이 실제로 뇌 조직을 강화해 더 빨리 사고할 수 있게 만들며, 결과적으로 뇌가 뇌졸중, 뇌 손상, 퇴행성 뇌 질환과 같은 문제를 만났을 때 의존할 수 있는 잉여 세포를 더 만들어낼 수 있다는 것입니다(Katz, 1999). 따라서 무엇보다도 중요한 사실은 이제 "우리의 머리 안에 있는 이 거대한 잠재력에 어떻게 영향을 줄 수 있느냐?"는 중요한 질문에 답을 찾아야 한다는 것입니다(Diske, 1997).

수학은 두뇌 활동을 위한 최상의 방법입니다.
수학은 두뇌 활동을 위한 최상의 방법이라는 것을 모르는 사람은 많지 않을 것입니다. 그렇다면 인지장애(치매)를 예방하기 위한 새로운 방안으로나 할머니·할아버지 교육의 일환으로 수학 내용을 도입하는 것은 너무나 당연한 것입니다. 문제는 할머니·할아버지의 평생교육으로서의 수학교육이 되기 위해서 할머니·할아버지의 정서적·인지적 수준에 적합한 수업 내용을 잘 고안하는 것입니다(전현경, 2009; 길아리, 2010). 할머니·할아버지의 수준을 고려하여 적절히 고안된 수학적 활동은 두뇌 활동을 촉진시킴으로써, 기억력 증진과 사고력과 논리력을 신장시킬 뿐 아니라 인지장애(치매)를 예방하는 방안이 될 수 있다고 여겨지기 때문입니다(이기혜, 2008). 할머니·할아버지들이 거부감 없이 접하고 해결할 수 있는 계산 활동과 다양한 사고력 수학을 통하여, 할머니·할아버지 학습자들의 흥미 유발뿐 아니라 동시에 자아 개념과 자긍심을 높일 수 있을 것입니다(강희정, 2011; 성경은, 2008).

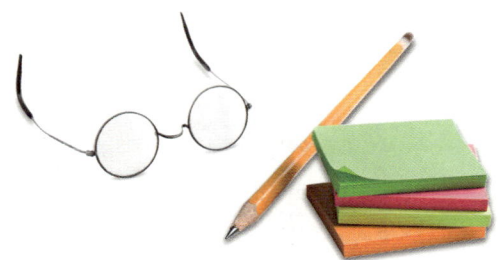

4. 어떠한 내용으로 학습하면 되나요?

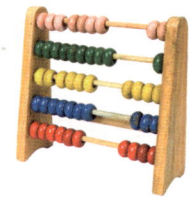

할머니·할아버지들의 수학교육 내용의 선정에 있어 가장 우선시 되는 것은 실제 학습 대상들의 학습 실태 즉, 할머니·할아버지들의 현 상태의 학습 능력이라고 할 수 있습니다. 또한, 할머니·할아버지를 위한 교육에서 학습자의 학습에 대한 열의 및 학습자의 요구에 부응하는 교육 내용이 할머니·할아버지 대상 수학교육에 있어 가장 중요한 요소입니다.

본 교재는 다음과 같은 단계로 이루어져 있습니다.

첫 번째 단계는 두뇌에 자극을 주는 활동으로서 기초 연산 문제를 단계적으로 제시하였습니다.

이것을 통해 두 가지를 얻을 수 있습니다. 먼저, 기본적인 수의 개념과 기초 연산 기능을 익힐 수 있습니다. 또한, 이러한 수를 읽고 연상하는 활동과 반복적인 연산 활동은 수에 대한 감각을 익히고 두뇌에 자극을 주는 등의 복합적인 효과를 얻을 수 있습니다.

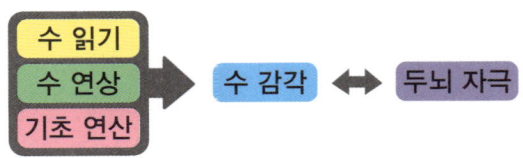

두 번째 단계는 보다 활발한 두뇌 활동을 이끌기 위해 기초 기능을 바탕으로 다양한 사칙 연산을 활용한 문제를 제시하였습니다.

이것을 통해 두 가지를 얻을 수 있습니다. 먼저, 사칙 연산을 활용한 다양한 문제를 반복적으로 해결하는 과정에서 사고하는 힘을 키우고 연산력을 높일 수 있습니다. 또한, 일정 시간에 다양한 사칙 연산을 반복적으로 수행하는 과정에서 반응 시간을 조절하고 두뇌 활동을 촉진시킴으로써 인지장애(치매) 예방에 도움이 될 수 있습니다.

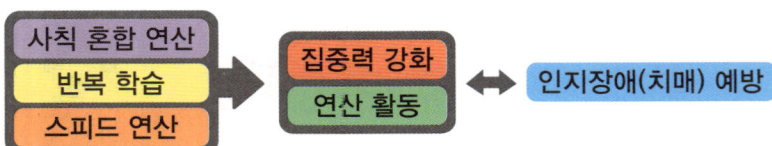

5. 본 교재로 학습하면 두뇌 측면에서는 어떤 효과가 있을까요?

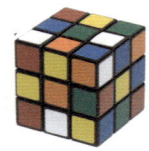

건강한 정신적인 삶을 사는데 유용합니다.

실버수학이 할머니·할아버지 학습자의 두뇌 활동에 미치는 영향을 분석하기 위한 과학적 방법으로 뇌파 분석을 실시하였습니다. 이때, 비교 자극으로는 '정지 활동(무자극)'으로 두었고, 이에 대한 실험 자극으로는 실버수학('연산 활동', '사고력 수학')으로 나누어 비교하였습니다. 그 결과 무자극보다는 암산 활동 결과가 약 2배, 실버(사고력)수학이 약 7배 활성화되는 것으로 나타났습니다(검고 푸른 부분일수록 에너지가 낮고, 자주색, 붉은색, 노란색, 흰색으로 갈수록 에너지가 높다.).

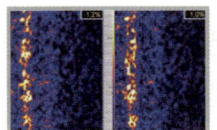
정지 활동 뇌파

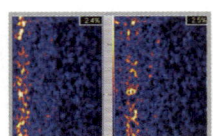
간단한 암산 활동 뇌파

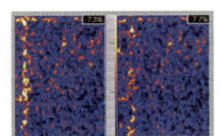
실버(사고력)수학 활동 뇌파
(송경은, 2008)

또 아래와 같은 다른 연구 결과에서도 정지 활동(좌뇌:1.2, 우뇌:1.4)일 때와 대조적으로 여러 가지 실버수학 활동을 함에 따라 두뇌 활동이 보다 활발해진 것으로 나타났습니다.

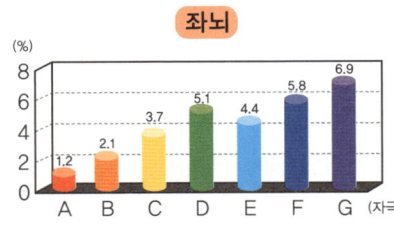
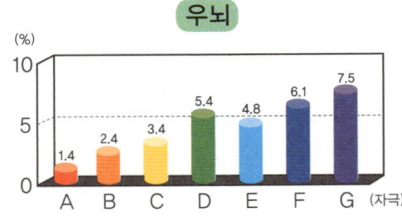

A:정지 활동(무자극), B:수 연상 암기, C:계산 피라미드, D:시장놀이,
E:사다리 타기, F:지하철 노선도, G:지하철 노선도-협력게임 (고호경, 2009)

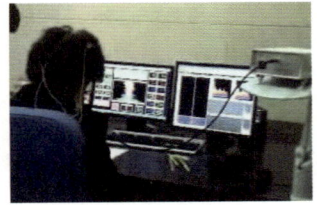

이와 같은 연구 결과를 통해서 실버수학이 할머니·할아버지 학습자의 두뇌 활동에 많은 영향을 준 것으로 해석할 수 있습니다. 따라서 본 교재로 학습하면 인지장애(치매)를 예방하거나 건강한 정신적인 삶을 사는데 유용할 것으로 기대됩니다.

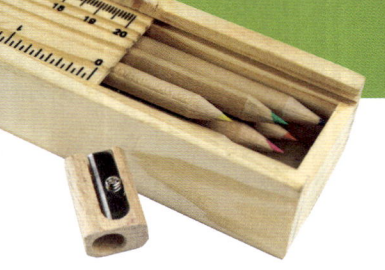

6. 본 교재로 학습하면 감성 측면에서는 어떤 효과가 있을까요?

첫 번째, 나도 수학을 배울 필요가 있는 학습자라는 것을 인식하게 됩니다.
본 교재는 할머니·할아버지 학습자의 필요성을 고려해서 제작한 것입니다. 즉, 할머니·할아버지의 인지기능을 유지하고, 저하된 인지기능을 향상·숙달시키는 것에 초점을 두고 반복적인 연산 훈련이 가능하도록 하였습니다. 따라서 본 교재로 학습하면서 "나는 수학을 배울 필요가 없다.", "수학은 어린 학생들이나 배우는 것."이라는 선입견에서 벗어나 나도 수학을 배울 필요가 있는 학습자라는 것을 인식하게 될 것입니다.

두 번째, 나도 할 수 있다는 자신감을 갖게 됩니다.
본 교재는 할머니·할아버지의 수학적 인지적 특성과 수준에 기반을 두고 제작한 것입니다. 따라서 본 교재로 학습하고 나면 기존에 갖고 있던 생각들, 즉 "수학은 어렵다.", "나는 수학을 배울 수 없다."는 생각에서 벗어나 이제 나도 할 수 있다는 자신감을 갖게 될 것입니다.

세 번째, 수학의 새로운 가치를 느끼게 됩니다.
본 교재는 할머니·할아버지의 삶의 맥락에 기반을 두고 할머니·할아버지에게 유의미하며, 친숙한 자료를 활용하여 제작한 것입니다. 따라서 본 교재로 학습하면 수학이 "일상생활에서 유용하게 쓰이는 것." 혹은 "쓸모 있다."는 가치를 느끼게 될 것입니다.

네 번째, 학습에 대한 동기 유지가 용이하여 학습활동을 꾸준히 수행하게 됩니다.
본 교재는 학습자가 하루에 학습해야 할 적정 분량을 제시하고 학습한 것에 대해 시간 관리를 할 수 있도록 구성하였습니다. 따라서 본 교재로 수학을 학습하면 학습에 대한 동기 유지가 용이하여 학습활동을 꾸준히 수행할 수 있습니다.

노년기에 질적으로 성공적인 삶을 향유하기 위해서는 육체적 건강에 못지않게 정신적으로 건강한 삶을 위한 노력을 기울여야 합니다. 이러한 프로그램 중 하나인 본 교재를 공부함으로써 할머니·할아버지 학습자 모두의 성공된 학습과 정신적으로 풍요로운 삶을 기원하는 바입니다.

'뇌팔팔요법 인지장애(치매) 예방용'은?

본 '뇌팔팔요법 인지장애(치매) 예방용' 시리즈는 인지기능이 떨어지는 것을 예방하고 건강한 정신을 유지하고 싶은 할머니·할아버지들을 위하여 만들었습니다. 지속적으로 훈련하여 효과를 높이기 위해서는 올바른 훈련 방법에 따라 훈련이 이루어져야 합니다. 따라서 올바른 훈련 방법을 소개하고자 합니다.

❶ 수학 실력을 높이기 위한 교재가 아닙니다.

본 '뇌팔팔요법 인지장애(치매) 예방용'은 인지기능이 떨어지는 것을 예방하고 건강한 정신을 유지하기 위한 교재입니다. 즉, 수학 실력을 높이기 위한 교재가 아닌 뇌 활동을 활성화하는 것이 목적인 교재입니다.

❷ 즐겁고 자신 있게 술술 풀 수 있는 교재를 선택하십시오.

'A형 ➡ B형 ➡ C형'의 순서대로 훈련하는 것이 아니고, 할머니·할아버지가 즐겁고 자신 있게 술술 풀 수 있는 교재를 선택하는 것이 상당히 중요합니다. 어려운 문제를 이해해서 푸는 것보다는 쉬운 문제를 술술 푸는 것이 뇌 활동을 더욱더 활성화시킵니다.

❸ 나도 할 수 있다는 자신감을 가지고 훈련하십시오.

효과적인 훈련을 위해 가장 필요한 것은 자신감입니다. 쉽게 술술 풀 수 있는 교재를 선택하여 나도 할 수 있다는 자신감을 가지고 훈련하십시오. 자신감이 길러지면 자연스레 훈련이 즐거워지고 생활에 활력이 생겨나 행복한 노후 생활을 보낼 수 있습니다.

❹ 매일 일정한 시간에 규칙적인 훈련 습관을 갖도록 합니다.

가능하면 교재는 매일매일 일정한 시간에 규칙적으로, 집중해서 하루에 1장씩, 일주일에 6일(월~금:계산력, 토:뇌 활성화 운동)간, 총 12주 동안 풀도록 합니다. 또한 모든 훈련이 끝난 후에도 매일 계산하는 습관을 유지하는 것이 중요합니다.

'뇌팔팔요법 인지장애(치매) 예방용'은 이렇게 훈련하세요!

1 훈련에 필요한 준비물을 준비합니다.
- 연필   • 지우개   • 시계   • 안경

↓

2 이름, 날짜, 시작 시각을 쓰고 교재를 푼 다음, 종료 시각을 씁니다.
이름, 날짜, 시각을 쓰는 것은 생활 감각을 높이기 위한 것입니다. 문제는 될 수 있는 대로 빨리 푸는 것이 중요합니다.

↓

3 소요 시간 기록지에 소요 시간을 기록합니다.
소요 시간 기록지는 정답 뒤쪽(156쪽~159쪽)에 있습니다.

↓

4 뇌 활성화 운동을 하고, 기록지에 기록합니다.
뇌 활성화 운동에는 수 세기 테스트와 낱말 기억력 테스트가 있습니다. 기록지는 정답 뒤쪽(160쪽)에 있습니다.

↓

5 모든 훈련이 끝나면, 풀었던 교재를 다시 구입해서 반복 훈련을 하거나 다음 과정 교재를 구입해서 훈련을 합니다.
매일 계산하는 습관을 유지하는 것이 매우 중요합니다.

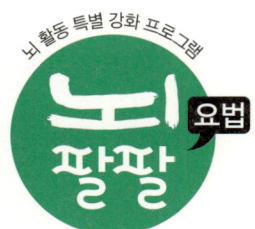

제1길

이름	날짜	시간
	월 일	시 분 초 ~ 시 분 초

※ 다음 계산을 하시오.

(1) 7 × 4 =

(2) 11 − 3 =

(3) 4 + 3 =

(4) 5 − 1 =

(5) 4 × 8 =

(6) 5 + 5 =

(7) 10 − 7 =

(8) 9 × 7 =

(9) 9 + 7 =

(10) 14 − 9 =

(11) 2 + 1 =

(12) 3 × 3 =

(13) 9 − 2 =

(14) 4 + 6 =

(15) 16 − 7 =

(16) 6 × 9 =

(17) 12 − 6 =

(18) 7 + 8 =

(19) 5 × 2 =

(20) 8 × 5 =

(21) 4 + 0 =

(22) 8 − 3 =

(23) 2 × 6 =

(24) 7 + 4 =

제1일

(25) $6 - 3 =$ ☐

(26) $3 + 8 =$ ☐

(27) $4 \times 5 =$ ☐

(28) $12 - 8 =$ ☐

(29) $3 + 2 =$ ☐

(30) $4 - 2 =$ ☐

(31) $6 \times 2 =$ ☐

(32) $13 - 6 =$ ☐

(33) $9 + 1 =$ ☐

(34) $1 \times 5 =$ ☐

(35) $10 - 4 =$ ☐

(36) $2 + 6 =$ ☐

(37) $7 \times 6 =$ ☐

(38) $7 - 1 =$ ☐

(39) $4 + 8 =$ ☐

(40) $14 - 5 =$ ☐

(41) $2 \times 4 =$ ☐

(42) $7 + 6 =$ ☐

(43) $17 - 9 =$ ☐

(44) $9 \times 8 =$ ☐

(45) $5 \times 7 =$ ☐

(46) $1 + 5 =$ ☐

(47) $5 + 9 =$ ☐

(48) $8 \times 3 =$ ☐

(49) $5 - 4 =$ ☐

(50) $5 + 4 =$ ☐

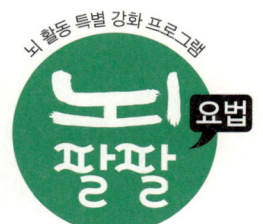

제2일

이름	날짜	시간
	월 일	시 분 초~ 시 분 초

※ 다음 계산을 하시오.

(1) 9 + 2 =

(2) 5 × 6 =

(3) 6 − 4 =

(4) 7 × 2 =

(5) 14 − 8 =

(6) 1 + 3 =

(7) 3 × 5 =

(8) 8 + 5 =

(9) 6 + 9 =

(10) 10 − 5 =

(11) 9 × 4 =

(12) 12 − 7 =

(13) 5 + 3 =

(14) 8 × 0 =

(15) 4 − 1 =

(16) 2 + 8 =

(17) 8 × 9 =

(18) 16 − 9 =

(19) 5 + 7 =

(20) 9 − 3 =

(21) 4 × 3 =

(22) 13 − 4 =

(23) 6 + 3 =

(24) 6 × 7 =

제2일

(25) $6 \times 5 =$ □

(26) $6 + 1 =$ □

(27) $11 - 8 =$ □

(28) $7 + 3 =$ □

(29) $9 \times 3 =$ □

(30) $6 - 1 =$ □

(31) $3 + 9 =$ □

(32) $2 \times 2 =$ □

(33) $2 + 4 =$ □

(34) $12 - 5 =$ □

(35) $8 \times 6 =$ □

(36) $8 + 9 =$ □

(37) $3 - 3 =$ □

(38) $7 + 7 =$ □

(39) $4 \times 7 =$ □

(40) $17 - 8 =$ □

(41) $4 + 4 =$ □

(42) $7 - 6 =$ □

(43) $7 \times 8 =$ □

(44) $5 + 6 =$ □

(45) $10 - 9 =$ □

(46) $5 \times 4 =$ □

(47) $8 - 4 =$ □

(48) $1 + 8 =$ □

(49) $15 - 7 =$ □

(50) $3 \times 9 =$ □

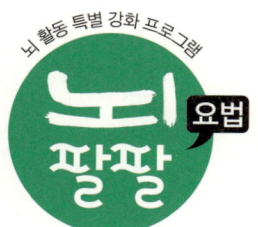

제3일

이름	날짜	시간
	월 일	시 분 초~ 시 분 초

※ 다음 계산을 하시오.

(1) 12 − 4 =

(2) 8 + 4 =

(3) 3 × 4 =

(4) 2 − 1 =

(5) 4 + 1 =

(6) 8 × 7 =

(7) 4 + 7 =

(8) 10 − 8 =

(9) 5 × 5 =

(10) 7 × 9 =

(11) 6 + 8 =

(12) 14 − 7 =

(13) 2 × 8 =

(14) 8 − 2 =

(15) 6 × 3 =

(16) 0 + 1 =

(17) 13 − 9 =

(18) 9 × 6 =

(19) 15 − 6 =

(20) 6 + 4 =

(21) 5 − 3 =

(22) 4 × 2 =

(23) 8 + 8 =

(24) 7 + 2 =

제3일

(25) 3 + 4 =

(26) 3 × 1 =

(27) 5 − 2 =

(28) 9 + 6 =

(29) 14 − 6 =

(30) 7 × 5 =

(31) 5 × 9 =

(32) 1 + 7 =

(33) 9 − 7 =

(34) 8 × 4 =

(35) 8 + 3 =

(36) 15 − 9 =

(37) 2 + 2 =

(38) 4 × 6 =

(39) 7 − 3 =

(40) 7 + 5 =

(41) 13 − 8 =

(42) 6 × 8 =

(43) 8 − 7 =

(44) 3 + 6 =

(45) 11 − 4 =

(46) 9 × 2 =

(47) 1 + 9 =

(48) 9 + 4 =

(49) 2 × 3 =

(50) 10 − 1 =

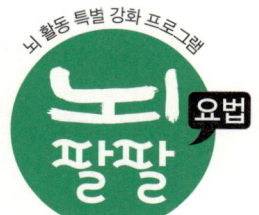

제4길

이름	날짜	시간
	월 일	시 분 초~ 시 분 초

※ 다음 계산을 하시오.

(1) 13 − 7 =

(2) 2 × 9 =

(3) 2 + 5 =

(4) 6 + 7 =

(5) 7 × 7 =

(6) 9 − 8 =

(7) 9 + 8 =

(8) 12 − 3 =

(9) 5 × 3 =

(10) 2 + 9 =

(11) 15 − 8 =

(12) 9 × 5 =

(13) 7 − 2 =

(14) 18 − 9 =

(15) 4 + 2 =

(16) 3 × 2 =

(17) 8 + 7 =

(18) 10 − 6 =

(19) 6 + 6 =

(20) 6 × 4 =

(21) 8 − 5 =

(22) 8 + 1 =

(23) 8 × 8 =

(24) 0 × 7 =

제4일

(25) $1 + 1 =$ ☐

(26) $11 - 6 =$ ☐

(27) $9 + 3 =$ ☐

(28) $2 \times 5 =$ ☐

(29) $7 \times 3 =$ ☐

(30) $6 + 2 =$ ☐

(31) $5 - 0 =$ ☐

(32) $10 - 3 =$ ☐

(33) $5 \times 8 =$ ☐

(34) $9 + 9 =$ ☐

(35) $13 - 5 =$ ☐

(36) $9 \times 9 =$ ☐

(37) $7 - 5 =$ ☐

(38) $8 + 6 =$ ☐

(39) $16 - 8 =$ ☐

(40) $3 \times 7 =$ ☐

(41) $1 + 2 =$ ☐

(42) $6 - 2 =$ ☐

(43) $4 + 9 =$ ☐

(44) $6 \times 6 =$ ☐

(45) $11 - 9 =$ ☐

(46) $8 + 2 =$ ☐

(47) $8 \times 2 =$ ☐

(48) $4 \times 4 =$ ☐

(49) $4 + 5 =$ ☐

(50) $8 - 1 =$ ☐

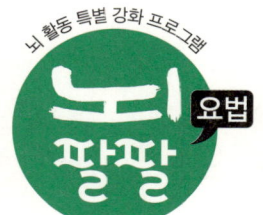

제5일

이름	날짜	시간
	월 일	시 분 초 ~ 시 분 초

※ 다음 계산을 하시오.

(1) 4 × 9 =

(2) 7 + 9 =

(3) 3 + 3 =

(4) 8 × 3 =

(5) 5 + 8 =

(6) 1 × 0 =

(7) 9 − 1 =

(8) 3 + 9 =

(9) 14 − 7 =

(10) 6 × 7 =

(11) 10 − 2 =

(12) 8 − 6 =

(13) 1 + 6 =

(14) 9 × 4 =

(15) 2 × 2 =

(16) 11 − 5 =

(17) 5 + 5 =

(18) 15 − 6 =

(19) 7 × 6 =

(20) 3 + 7 =

(21) 9 − 5 =

(22) 3 × 8 =

(23) 16 − 9 =

(24) 5 + 2 =

제5일

(25) $5 \times 4 =$ ☐

(26) $9 \times 3 =$ ☐

(27) $13 - 5 =$ ☐

(28) $8 + 0 =$ ☐

(29) $11 - 7 =$ ☐

(30) $6 + 5 =$ ☐

(31) $6 - 5 =$ ☐

(32) $3 \times 6 =$ ☐

(33) $2 + 3 =$ ☐

(34) $11 - 2 =$ ☐

(35) $7 \times 8 =$ ☐

(36) $9 - 6 =$ ☐

(37) $9 + 1 =$ ☐

(38) $10 - 5 =$ ☐

(39) $5 + 1 =$ ☐

(40) $4 \times 2 =$ ☐

(41) $3 - 2 =$ ☐

(42) $9 + 5 =$ ☐

(43) $8 \times 5 =$ ☐

(44) $12 - 9 =$ ☐

(45) $2 \times 7 =$ ☐

(46) $3 + 8 =$ ☐

(47) $2 + 7 =$ ☐

(48) $7 - 4 =$ ☐

(49) $6 \times 9 =$ ☐

(50) $6 + 9 =$ ☐

제1주
뇌 활성화 운동

| 이름 | | 날짜 | 월 | 일 |

수 세기 테스트

- 1부터 100까지 소리 내어 가능한 한 빨리 세어 보고, 소요 시간을 적으시오.

  소요 시간 ☐ 분 ☐ 초

낱말 기억력 테스트

- 다음 낱말을 3분 동안 기억한 후, 뒷장으로 넘기시오.

굴	새	말
소	개	뿔
닭	매	쥐
털	양	근
명	범	잠

● 앞장에서 기억한 낱말을 순서에 관계없이 아래의 □ 안에 3분 동안 써 보시오. 기억이 나지 않는다고 절대로 앞장으로 넘기지 마시오.

기억한 낱말 수 □ 개

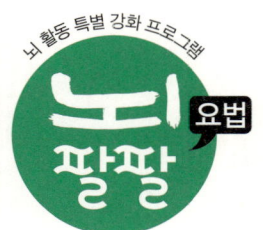

제6일

이름	날짜	시간
	월 일	시 분 초 ~ 시 분 초

※ 다음 계산을 하시오.

(1) 9 + 8 =

(2) 17 − 8 =

(3) 5 × 5 =

(4) 4 + 6 =

(5) 12 − 9 =

(6) 3 + 1 =

(7) 7 × 2 =

(8) 2 × 9 =

(9) 7 − 7 =

(10) 11 − 2 =

(11) 4 × 3 =

(12) 8 + 6 =

(13) 6 × 8 =

(14) 9 + 2 =

(15) 2 + 4 =

(16) 4 − 3 =

(17) 8 × 4 =

(18) 3 × 6 =

(19) 10 − 4 =

(20) 4 + 8 =

(21) 9 × 7 =

(22) 7 + 2 =

(23) 13 − 8 =

(24) 6 − 3 =

제6일

(25) $9 + 4 =$

(26) $3 - 1 =$

(27) $2 \times 3 =$

(28) $7 + 1 =$

(29) $11 - 7 =$

(30) $8 \times 6 =$

(31) $4 + 7 =$

(32) $9 - 4 =$

(33) $4 \times 7 =$

(34) $7 + 8 =$

(35) $12 - 5 =$

(36) $4 + 3 =$

(37) $3 \times 8 =$

(38) $15 - 9 =$

(39) $9 \times 9 =$

(40) $8 - 7 =$

(41) $8 + 2 =$

(42) $6 \times 5 =$

(43) $16 - 8 =$

(44) $3 + 5 =$

(45) $4 \times 0 =$

(46) $10 - 8 =$

(47) $7 + 5 =$

(48) $5 \times 2 =$

(49) $1 + 4 =$

(50) $6 - 4 =$

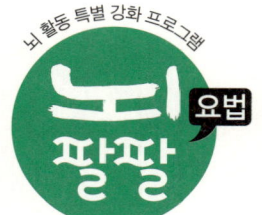

이름	날짜	시간
	월 일	시 분 초~ 시 분 초

※ 다음 계산을 하시오.

(1) 6 × 1 =

(2) 9 − 2 =

(3) 9 + 9 =

(4) 5 × 9 =

(5) 13 − 6 =

(6) 6 + 2 =

(7) 10 − 3 =

(8) 3 × 2 =

(9) 7 + 3 =

(10) 6 + 6 =

(11) 8 − 4 =

(12) 8 × 8 =

(13) 16 − 7 =

(14) 1 + 7 =

(15) 11 − 3 =

(16) 4 × 6 =

(17) 2 + 9 =

(18) 5 − 2 =

(19) 2 × 4 =

(20) 9 × 5 =

(21) 8 + 5 =

(22) 14 − 6 =

(23) 2 + 2 =

(24) 7 × 7 =

제7일

(25) $2 + 1 =$ ☐

(26) $11 - 6 =$ ☐

(27) $9 + 3 =$ ☐

(28) $8 \times 9 =$ ☐

(29) $7 + 9 =$ ☐

(30) $5 - 4 =$ ☐

(31) $13 - 7 =$ ☐

(32) $2 \times 7 =$ ☐

(33) $10 - 9 =$ ☐

(34) $3 + 6 =$ ☐

(35) $6 \times 6 =$ ☐

(36) $9 \times 2 =$ ☐

(37) $4 - 2 =$ ☐

(38) $4 \times 5 =$ ☐

(39) $6 + 7 =$ ☐

(40) $6 - 1 =$ ☐

(41) $7 \times 4 =$ ☐

(42) $2 + 3 =$ ☐

(43) $12 - 3 =$ ☐

(44) $6 + 5 =$ ☐

(45) $5 + 9 =$ ☐

(46) $8 - 2 =$ ☐

(47) $3 \times 3 =$ ☐

(48) $0 + 7 =$ ☐

(49) $13 - 9 =$ ☐

(50) $5 \times 8 =$ ☐

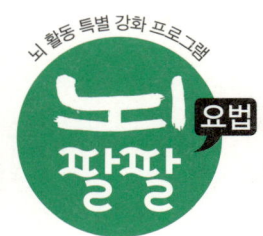

제8일

이름	날짜	시간
	월 일	시 분 초~ 시 분 초

※ 다음 계산을 하시오.

(1) 11 − 4 =

(2) 7 × 9 =

(3) 4 + 1 =

(4) 3 − 0 =

(5) 2 × 5 =

(6) 5 × 7 =

(7) 7 + 4 =

(8) 12 − 7 =

(9) 5 + 8 =

(10) 8 × 2 =

(11) 10 − 1 =

(12) 3 + 4 =

(13) 4 × 8 =

(14) 9 − 5 =

(15) 1 + 9 =

(16) 14 − 5 =

(17) 6 × 3 =

(18) 5 + 7 =

(19) 11 − 8 =

(20) 4 + 5 =

(21) 9 × 6 =

(22) 3 × 4 =

(23) 8 + 8 =

(24) 8 − 6 =

제8일

(25) $0 \times 2 =$ ☐

(26) $5 + 6 =$ ☐

(27) $9 - 3 =$ ☐

(28) $8 \times 7 =$ ☐

(29) $1 + 8 =$ ☐

(30) $11 - 9 =$ ☐

(31) $4 + 9 =$ ☐

(32) $15 - 7 =$ ☐

(33) $3 \times 9 =$ ☐

(34) $5 + 3 =$ ☐

(35) $7 - 6 =$ ☐

(36) $6 \times 4 =$ ☐

(37) $6 + 8 =$ ☐

(38) $12 - 6 =$ ☐

(39) $7 \times 5 =$ ☐

(40) $2 \times 6 =$ ☐

(41) $4 + 2 =$ ☐

(42) $4 - 1 =$ ☐

(43) $6 + 4 =$ ☐

(44) $9 \times 8 =$ ☐

(45) $10 - 7 =$ ☐

(46) $5 + 1 =$ ☐

(47) $17 - 9 =$ ☐

(48) $8 + 7 =$ ☐

(49) $5 \times 3 =$ ☐

(50) $7 - 2 =$ ☐

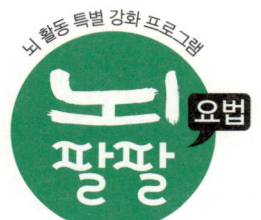

제9일

이름	날짜	시간
	월 일	시 분 초~ 시 분 초

※ 다음 계산을 하시오.

(1) 7 + 7 =

(2) 18 − 9 =

(3) 3 × 5 =

(4) 2 + 5 =

(5) 9 − 6 =

(6) 8 + 3 =

(7) 6 × 2 =

(8) 14 − 8 =

(9) 8 × 7 =

(10) 7 − 5 =

(11) 4 × 4 =

(12) 9 + 6 =

(13) 10 − 2 =

(14) 7 × 3 =

(15) 9 × 9 =

(16) 8 − 1 =

(17) 6 + 0 =

(18) 2 × 8 =

(19) 14 − 9 =

(20) 2 + 8 =

(21) 7 + 6 =

(22) 12 − 4 =

(23) 5 × 6 =

(24) 3 + 1 =

제9일

(25) $11 - 5 =$ ☐

(26) $7 \times 6 =$ ☐

(27) $3 + 2 =$ ☐

(28) $2 - 1 =$ ☐

(29) $2 \times 3 =$ ☐

(30) $8 + 4 =$ ☐

(31) $15 - 8 =$ ☐

(32) $6 + 3 =$ ☐

(33) $6 \times 4 =$ ☐

(34) $10 - 6 =$ ☐

(35) $9 \times 8 =$ ☐

(36) $9 + 7 =$ ☐

(37) $8 - 5 =$ ☐

(38) $1 + 6 =$ ☐

(39) $12 - 8 =$ ☐

(40) $3 \times 7 =$ ☐

(41) $9 + 5 =$ ☐

(42) $3 + 7 =$ ☐

(43) $5 \times 2 =$ ☐

(44) $7 - 3 =$ ☐

(45) $8 \times 5 =$ ☐

(46) $8 + 9 =$ ☐

(47) $13 - 4 =$ ☐

(48) $4 + 4 =$ ☐

(49) $6 - 5 =$ ☐

(50) $1 \times 9 =$ ☐

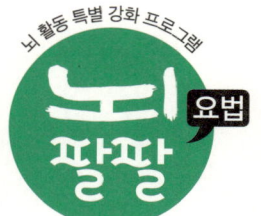

제10일

이름	날짜	시간
	월 일	시 분 초~ 시 분 초

※ 다음 계산을 하시오.

(1) 3 + 8 =

(2) 6 × 7 =

(3) 4 × 2 =

(4) 15 − 8 =

(5) 9 + 9 =

(6) 12 − 5 =

(7) 9 × 6 =

(8) 3 × 5 =

(9) 3 + 3 =

(10) 3 − 1 =

(11) 8 + 5 =

(12) 11 − 8 =

(13) 1 + 4 =

(14) 5 − 3 =

(15) 5 × 4 =

(16) 9 + 1 =

(17) 10 − 9 =

(18) 7 × 9 =

(19) 6 + 9 =

(20) 13 − 5 =

(21) 5 × 0 =

(22) 7 − 4 =

(23) 2 + 6 =

(24) 8 × 3 =

제10일

(25) $8 - 3 =$ ▢

(26) $5 + 4 =$ ▢

(27) $2 \times 6 =$ ▢

(28) $16 - 8 =$ ▢

(29) $6 + 8 =$ ▢

(30) $6 \times 5 =$ ▢

(31) $8 \times 8 =$ ▢

(32) $1 + 2 =$ ▢

(33) $10 - 5 =$ ▢

(34) $4 \times 9 =$ ▢

(35) $3 + 7 =$ ▢

(36) $4 - 3 =$ ▢

(37) $5 + 2 =$ ▢

(38) $7 \times 2 =$ ▢

(39) $11 - 2 =$ ▢

(40) $6 + 5 =$ ▢

(41) $9 \times 4 =$ ▢

(42) $5 \times 7 =$ ▢

(43) $8 + 8 =$ ▢

(44) $1 - 1 =$ ▢

(45) $7 + 1 =$ ▢

(46) $3 \times 3 =$ ▢

(47) $18 - 9 =$ ▢

(48) $9 - 8 =$ ▢

(49) $3 + 9 =$ ▢

(50) $14 - 8 =$ ▢

제2주
뇌 활성화 운동

이름 　　　　　 날짜 　월　 　일

수 세기 테스트

● 1부터 100까지 소리 내어 가능한 한 빨리 세어 보고, 소요 시간을 적으시오.

소요 시간 　　분　　초

낱말 기억력 테스트

● 다음 낱말을 3분 동안 기억한 후, 뒷장으로 넘기시오.

맛	게	젖
이	용	관
곰	볏	벌
뱀	돔	황
살	덫	삶

● 앞장에서 기억한 낱말을 순서에 관계없이 아래의 ☐ 안에 3분 동안 써 보시오. 기억이 나지 않는다고 절대로 앞장으로 넘기지 마시오.

기억한 낱말 수 ☐ 개

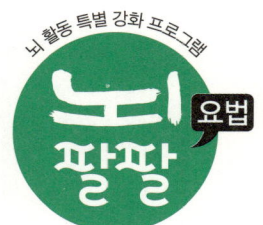

제11길

이름	날짜	시간
	월 일	시 분 초~ 시 분 초

※ 다음 계산을 하시오.

(1) 5 × 5 =

(2) 7 + 4 =

(3) 17 − 9 =

(4) 7 × 4 =

(5) 9 − 7 =

(6) 3 × 7 =

(7) 6 + 1 =

(8) 8 + 9 =

(9) 12 − 8 =

(10) 8 × 6 =

(11) 7 − 1 =

(12) 3 + 5 =

(13) 6 × 9 =

(14) 10 − 3 =

(15) 4 + 6 =

(16) 7 + 5 =

(17) 14 − 7 =

(18) 0 + 3 =

(19) 4 × 3 =

(20) 2 × 8 =

(21) 6 − 2 =

(22) 9 + 5 =

(23) 9 × 2 =

(24) 11 − 5 =

제11일

(25) 7 + 8 =

(26) 9 − 4 =

(27) 7 × 1 =

(28) 11 − 3 =

(29) 4 × 9 =

(30) 3 + 3 =

(31) 15 − 6 =

(32) 9 × 5 =

(33) 8 + 2 =

(34) 5 − 1 =

(35) 4 + 8 =

(36) 2 + 7 =

(37) 2 × 2 =

(38) 10 − 8 =

(39) 7 × 8 =

(40) 9 + 4 =

(41) 13 − 4 =

(42) 5 × 6 =

(43) 4 + 3 =

(44) 3 − 2 =

(45) 6 × 3 =

(46) 14 − 9 =

(47) 3 × 4 =

(48) 2 + 9 =

(49) 9 − 1 =

(50) 1 + 5 =

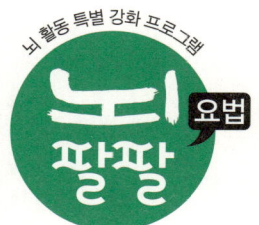

제12일

이름	날짜	시간
	월 일	시 분 초~ 시 분 초

※ 다음 계산을 하시오.

(1) 8 − 6 =

(2) 6 + 6 =

(3) 13 − 7 =

(4) 4 + 2 =

(5) 0 × 4 =

(6) 14 − 6 =

(7) 7 + 3 =

(8) 10 − 2 =

(9) 2 × 9 =

(10) 8 + 6 =

(11) 5 × 3 =

(12) 8 × 4 =

(13) 1 + 3 =

(14) 4 × 7 =

(15) 5 − 1 =

(16) 6 × 8 =

(17) 3 × 2 =

(18) 5 + 6 =

(19) 12 − 9 =

(20) 6 + 7 =

(21) 11 − 6 =

(22) 7 × 5 =

(23) 5 + 3 =

(24) 6 − 3 =

제12일

(25) $3 \times 8 =$ ☐

(26) $17 - 8 =$ ☐

(27) $1 + 1 =$ ☐

(28) $8 - 2 =$ ☐

(29) $8 \times 2 =$ ☐

(30) $8 + 3 =$ ☐

(31) $5 \times 9 =$ ☐

(32) $10 - 6 =$ ☐

(33) $4 + 5 =$ ☐

(34) $15 - 9 =$ ☐

(35) $1 + 9 =$ ☐

(36) $7 \times 3 =$ ☐

(37) $9 - 0 =$ ☐

(38) $9 + 3 =$ ☐

(39) $4 \times 5 =$ ☐

(40) $13 - 6 =$ ☐

(41) $2 + 3 =$ ☐

(42) $5 - 4 =$ ☐

(43) $9 \times 7 =$ ☐

(44) $7 + 9 =$ ☐

(45) $2 \times 4 =$ ☐

(46) $12 - 3 =$ ☐

(47) $8 + 1 =$ ☐

(48) $5 + 8 =$ ☐

(49) $7 - 6 =$ ☐

(50) $6 \times 6 =$ ☐

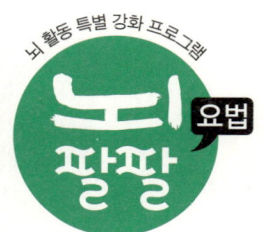

제13일

이름	날짜	시간
	월 일	시 분 초 ~ 시 분 초

※ 다음 계산을 하시오.

(1) $3 \times 9 =$

(2) $6 + 1 =$

(3) $15 - 7 =$

(4) $8 + 4 =$

(5) $5 \times 2 =$

(6) $7 - 3 =$

(7) $7 + 7 =$

(8) $8 \times 4 =$

(9) $10 - 7 =$

(10) $4 \times 6 =$

(11) $3 + 2 =$

(12) $12 - 4 =$

(13) $9 - 6 =$

(14) $1 \times 1 =$

(15) $4 + 9 =$

(16) $16 - 9 =$

(17) $9 + 6 =$

(18) $7 \times 3 =$

(19) $2 \times 7 =$

(20) $11 - 4 =$

(21) $2 + 8 =$

(22) $8 - 1 =$

(23) $6 \times 8 =$

(24) $4 + 4 =$

제13일

(25) $11 - 9 =$ ☐

(26) $7 \times 7 =$ ☐

(27) $3 + 6 =$ ☐

(28) $2 \times 5 =$ ☐

(29) $5 - 3 =$ ☐

(30) $8 \times 9 =$ ☐

(31) $5 + 5 =$ ☐

(32) $16 - 7 =$ ☐

(33) $1 + 2 =$ ☐

(34) $4 \times 4 =$ ☐

(35) $2 - 1 =$ ☐

(36) $5 + 7 =$ ☐

(37) $10 - 4 =$ ☐

(38) $9 \times 3 =$ ☐

(39) $9 + 2 =$ ☐

(40) $14 - 5 =$ ☐

(41) $5 \times 8 =$ ☐

(42) $2 + 5 =$ ☐

(43) $8 - 3 =$ ☐

(44) $3 \times 6 =$ ☐

(45) $9 + 8 =$ ☐

(46) $12 - 7 =$ ☐

(47) $9 + 0 =$ ☐

(48) $7 - 5 =$ ☐

(49) $6 \times 2 =$ ☐

(50) $7 + 6 =$ ☐

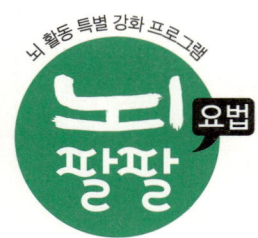

제14일

이름	날짜	시간
	월 일	시 분 초 ~ 시 분 초

※ 다음 계산을 하시오.

(1) 1 + 9 =

(2) 13 - 9 =

(3) 4 × 8 =

(4) 6 × 4 =

(5) 8 + 7 =

(6) 10 - 1 =

(7) 8 × 7 =

(8) 2 + 6 =

(9) 5 - 5 =

(10) 8 + 3 =

(11) 3 × 6 =

(12) 14 - 7 =

(13) 5 × 3 =

(14) 7 - 2 =

(15) 3 + 1 =

(16) 9 × 5 =

(17) 11 - 3 =

(18) 9 + 7 =

(19) 9 - 5 =

(20) 2 × 2 =

(21) 7 × 9 =

(22) 4 + 8 =

(23) 12 - 6 =

(24) 5 + 2 =

제14일

(25) $8 - 5 = \square$

(26) $6 + 4 = \square$

(27) $11 - 7 = \square$

(28) $6 \times 3 = \square$

(29) $1 + 5 = \square$

(30) $16 - 8 = \square$

(31) $5 + 9 = \square$

(32) $9 \times 8 = \square$

(33) $2 \times 0 = \square$

(34) $6 + 3 = \square$

(35) $4 + 7 = \square$

(36) $6 - 4 = \square$

(37) $4 \times 5 = \square$

(38) $9 + 9 = \square$

(39) $2 + 4 = \square$

(40) $7 \times 6 = \square$

(41) $13 - 8 = \square$

(42) $4 - 3 = \square$

(43) $2 \times 9 = \square$

(44) $10 - 9 = \square$

(45) $6 + 7 = \square$

(46) $8 \times 2 = \square$

(47) $5 \times 7 = \square$

(48) $9 - 1 = \square$

(49) $8 + 1 = \square$

(50) $15 - 6 = \square$

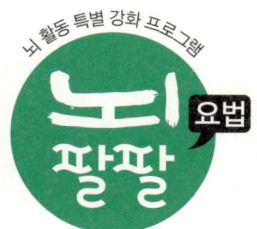

이름	날짜	시간
	월 일	시 분 초 ~ 시 분 초

제15일

※ 다음 계산을 하시오.

(1) 15 − 7 =

(2) 9 × 1 =

(3) 9 + 3 =

(4) 11 − 4 =

(5) 3 + 5 =

(6) 4 × 7 =

(7) 12 − 9 =

(8) 7 + 7 =

(9) 8 × 9 =

(10) 4 + 6 =

(11) 6 − 2 =

(12) 6 × 2 =

(13) 10 − 8 =

(14) 2 + 2 =

(15) 3 × 8 =

(16) 7 − 4 =

(17) 9 × 6 =

(18) 8 + 9 =

(19) 13 − 6 =

(20) 6 + 5 =

(21) 8 − 7 =

(22) 7 × 4 =

(23) 1 + 7 =

(24) 5 × 5 =

제15일

(25) $5 \times 9 =$ ☐

(26) $7 + 2 =$ ☐

(27) $13 - 8 =$ ☐

(28) $8 \times 8 =$ ☐

(29) $5 + 8 =$ ☐

(30) $6 - 5 =$ ☐

(31) $3 \times 4 =$ ☐

(32) $0 + 5 =$ ☐

(33) $10 - 4 =$ ☐

(34) $6 \times 7 =$ ☐

(35) $7 - 1 =$ ☐

(36) $2 + 9 =$ ☐

(37) $11 - 7 =$ ☐

(38) $9 + 6 =$ ☐

(39) $9 \times 3 =$ ☐

(40) $4 - 2 =$ ☐

(41) $4 + 1 =$ ☐

(42) $4 \times 2 =$ ☐

(43) $12 - 3 =$ ☐

(44) $5 + 7 =$ ☐

(45) $7 \times 5 =$ ☐

(46) $8 + 2 =$ ☐

(47) $18 - 9 =$ ☐

(48) $2 \times 6 =$ ☐

(49) $9 - 4 =$ ☐

(50) $3 + 4 =$ ☐

제3주
뇌 활성화 운동

| 이름 | | 날짜 | 월 | 일 |

수 세기 테스트

- 1부터 100까지 소리 내어 가능한 한 빨리 세어 보고, 소요 시간을 적으시오.

  소요 시간 [ ] 분 [ ] 초

낱말 기억력 테스트

- 다음 낱말을 3분 동안 기억한 후, 뒷장으로 넘기시오.

꿩	학	참치
갈치	누	판다
제비	낙지	맥
문어	복	염소
좀	소라	충

● 앞장에서 기억한 낱말을 순서에 관계없이 아래의 □ 안에 3분 동안 써 보시오. 기억이 나지 않는다고 절대로 앞장으로 넘기지 마시오.

기억한 낱말 수 ☐ 개

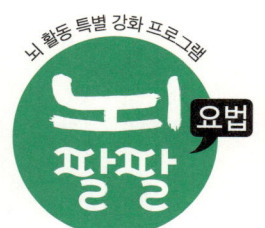

이름	날짜	시간
	월 일	시 분 초 ~ 시 분 초

제16일

※ 다음 계산을 하시오.

(1) 11 − 2 =

(2) 3 × 7 =

(3) 4 − 0 =

(4) 1 + 3 =

(5) 10 − 7 =

(6) 9 × 2 =

(7) 7 + 6 =

(8) 5 × 4 =

(9) 7 × 8 =

(10) 3 + 8 =

(11) 13 − 9 =

(12) 2 + 7 =

(13) 9 − 2 =

(14) 8 + 4 =

(15) 4 × 9 =

(16) 12 − 5 =

(17) 7 + 9 =

(18) 8 − 4 =

(19) 8 × 6 =

(20) 9 + 1 =

(21) 6 + 2 =

(22) 6 × 5 =

(23) 17 − 8 =

(24) 2 × 3 =

제16일

(25) 3 − 2 =

(26) 6 × 9 =

(27) 0 × 9 =

(28) 6 + 6 =

(29) 14 − 6 =

(30) 4 × 8 =

(31) 9 − 7 =

(32) 2 + 4 =

(33) 10 − 3 =

(34) 4 + 9 =

(35) 9 × 4 =

(36) 5 − 2 =

(37) 5 + 1 =

(38) 5 × 6 =

(39) 12 − 7 =

(40) 7 + 4 =

(41) 8 × 3 =

(42) 15 − 9 =

(43) 1 + 8 =

(44) 3 + 7 =

(45) 6 − 1 =

(46) 2 × 5 =

(47) 9 + 5 =

(48) 11 − 5 =

(49) 5 + 4 =

(50) 7 × 7 =

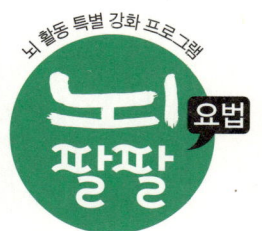

제17일

이름	날짜	시간
	월 일	시 분 초 ~ 시 분 초

※ 다음 계산을 하시오.

(1) 12 − 4 =

(2) 9 + 2 =

(3) 4 × 6 =

(4) 9 × 7 =

(5) 3 − 1 =

(6) 8 + 7 =

(7) 2 + 0 =

(8) 10 − 2 =

(9) 14 − 9 =

(10) 5 × 8 =

(11) 2 × 4 =

(12) 7 + 5 =

(13) 8 × 5 =

(14) 5 − 4 =

(15) 1 + 6 =

(16) 11 − 6 =

(17) 6 × 9 =

(18) 6 + 8 =

(19) 16 − 7 =

(20) 3 × 2 =

(21) 7 × 3 =

(22) 4 + 3 =

(23) 9 − 3 =

(24) 2 + 8 =

제17일

(25) $2 + 3 =$ ☐

(26) $11 - 9 =$ ☐

(27) $2 \times 7 =$ ☐

(28) $7 - 3 =$ ☐

(29) $6 + 4 =$ ☐

(30) $14 - 8 =$ ☐

(31) $8 \times 4 =$ ☐

(32) $8 + 8 =$ ☐

(33) $4 - 1 =$ ☐

(34) $1 + 1 =$ ☐

(35) $10 - 6 =$ ☐

(36) $1 \times 3 =$ ☐

(37) $6 \times 6 =$ ☐

(38) $9 + 4 =$ ☐

(39) $13 - 4 =$ ☐

(40) $4 + 5 =$ ☐

(41) $3 \times 5 =$ ☐

(42) $6 + 9 =$ ☐

(43) $9 - 8 =$ ☐

(44) $9 \times 8 =$ ☐

(45) $4 + 7 =$ ☐

(46) $8 - 3 =$ ☐

(47) $4 \times 3 =$ ☐

(48) $7 \times 2 =$ ☐

(49) $6 + 2 =$ ☐

(50) $12 - 6 =$ ☐

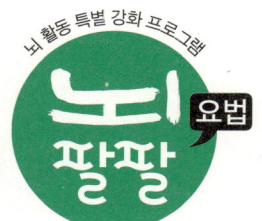

제18일

이름	날짜	시간
	월 일	시 분 초~ 시 분 초

※ 다음 계산을 하시오.

(1) 6 × 3 =
(2) 2 + 7 =
(3) 14 − 5 =
(4) 7 + 8 =
(5) 2 × 2 =
(6) 5 − 2 =
(7) 9 × 9 =
(8) 11 − 8 =
(9) 3 + 9 =
(10) 5 + 3 =
(11) 13 − 7 =
(12) 4 × 7 =

(13) 9 + 8 =
(14) 7 × 0 =
(15) 9 − 5 =
(16) 7 × 4 =
(17) 8 + 6 =
(18) 3 × 6 =
(19) 5 + 5 =
(20) 17 − 9 =
(21) 8 − 1 =
(22) 7 + 1 =
(23) 5 × 5 =
(24) 10 − 5 =

제18일

(25) $4 \times 4 =$ ☐

(26) $8 - 6 =$ ☐

(27) $5 + 6 =$ ☐

(28) $16 - 9 =$ ☐

(29) $6 \times 7 =$ ☐

(30) $2 + 1 =$ ☐

(31) $9 \times 2 =$ ☐

(32) $5 + 9 =$ ☐

(33) $12 - 8 =$ ☐

(34) $3 + 3 =$ ☐

(35) $6 - 5 =$ ☐

(36) $8 + 5 =$ ☐

(37) $2 \times 8 =$ ☐

(38) $10 - 1 =$ ☐

(39) $6 + 3 =$ ☐

(40) $5 \times 3 =$ ☐

(41) $15 - 8 =$ ☐

(42) $9 + 7 =$ ☐

(43) $8 \times 6 =$ ☐

(44) $7 - 2 =$ ☐

(45) $1 + 4 =$ ☐

(46) $7 \times 5 =$ ☐

(47) $13 - 5 =$ ☐

(48) $8 - 8 =$ ☐

(49) $3 \times 9 =$ ☐

(50) $7 + 3 =$ ☐

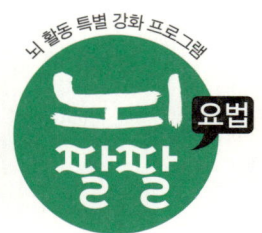

제19일

이름	날짜	시간
	월 일	시 분 초 ~ 시 분 초

※ 다음 계산을 하시오.

(1) 8 + 3 =

(2) 7 × 6 =

(3) 9 − 4 =

(4) 14 − 9 =

(5) 3 + 5 =

(6) 2 × 9 =

(7) 10 − 4 =

(8) 7 − 5 =

(9) 9 × 5 =

(10) 5 × 7 =

(11) 5 + 8 =

(12) 6 + 1 =

(13) 4 × 2 =

(14) 11 − 2 =

(15) 5 + 5 =

(16) 15 − 7 =

(17) 8 × 8 =

(18) 8 + 7 =

(19) 0 + 4 =

(20) 3 × 3 =

(21) 6 − 2 =

(22) 6 × 4 =

(23) 1 + 9 =

(24) 12 − 6 =

제19일

(25) $11 - 7 =$ ☐

(26) $2 \times 6 =$ ☐

(27) $6 + 4 =$ ☐

(28) $3 - 2 =$ ☐

(29) $2 + 5 =$ ☐

(30) $8 \times 5 =$ ☐

(31) $12 - 4 =$ ☐

(32) $5 \times 4 =$ ☐

(33) $8 + 6 =$ ☐

(34) $9 - 1 =$ ☐

(35) $3 \times 9 =$ ☐

(36) $4 + 7 =$ ☐

(37) $10 - 9 =$ ☐

(38) $7 \times 2 =$ ☐

(39) $17 - 8 =$ ☐

(40) $1 + 2 =$ ☐

(41) $5 - 3 =$ ☐

(42) $2 \times 1 =$ ☐

(43) $9 + 3 =$ ☐

(44) $13 - 6 =$ ☐

(45) $5 + 4 =$ ☐

(46) $6 \times 8 =$ ☐

(47) $7 + 9 =$ ☐

(48) $2 + 2 =$ ☐

(49) $4 \times 3 =$ ☐

(50) $8 - 5 =$ ☐

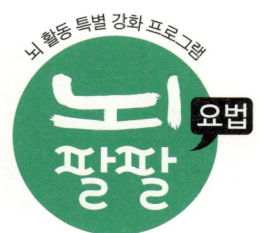

이름	날짜	시간
	월 일	시 분 초~ 시 분 초

제20일

※ 다음 계산을 하시오.

(1) 16 − 9 =

(2) 4 + 2 =

(3) 6 × 2 =

(4) 11 − 6 =

(5) 7 + 7 =

(6) 3 − 1 =

(7) 3 × 4 =

(8) 8 × 9 =

(9) 3 + 7 =

(10) 10 − 2 =

(11) 9 + 8 =

(12) 2 × 7 =

(13) 15 − 6 =

(14) 4 + 4 =

(15) 8 − 4 =

(16) 4 × 6 =

(17) 4 + 8 =

(18) 13 − 7 =

(19) 9 × 3 =

(20) 9 + 2 =

(21) 9 − 6 =

(22) 8 + 1 =

(23) 0 × 6 =

(24) 7 × 8 =

제20일

(25) $7 + 2 =$

(26) $6 - 1 =$

(27) $5 \times 2 =$

(28) $11 - 4 =$

(29) $5 + 6 =$

(30) $7 \times 7 =$

(31) $9 + 4 =$

(32) $7 - 6 =$

(33) $3 \times 8 =$

(34) $9 \times 4 =$

(35) $3 + 1 =$

(36) $12 - 3 =$

(37) $8 + 2 =$

(38) $10 - 8 =$

(39) $6 + 9 =$

(40) $4 \times 9 =$

(41) $8 \times 3 =$

(42) $8 - 2 =$

(43) $3 + 4 =$

(44) $2 \times 5 =$

(45) $14 - 6 =$

(46) $7 + 5 =$

(47) $2 - 0 =$

(48) $1 + 4 =$

(49) $13 - 9 =$

(50) $6 \times 6 =$

제4주
뇌 활성화 운동

| 이름 | | 날짜 | 월 일 |

수 세기 테스트

- 1부터 100까지 소리 내어 가능한 한 빨리 세어 보고, 소요 시간을 적으시오.

  소요 시간 ☐ 분 ☐ 초

낱말 기억력 테스트

- 다음 낱말을 3분 동안 기억한 후, 뒷장으로 넘기시오.

멸치	사슴	타조
재첩	거북	황새
광어	장어	백로
치타	낙타	퓨마
벌새	악어	담비

● 앞장에서 기억한 낱말을 순서에 관계없이 아래의 □ 안에 3분 동안 써 보시오. 기억이 나지 않는다고 절대로 앞장으로 넘기지 마시오.

기억한 낱말 수 □ 개

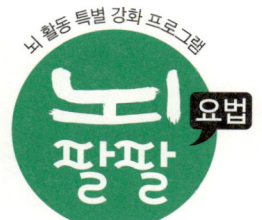

이름	날짜	시간
	월 일	시 분 초 ~ 시 분 초

※ 다음 계산을 하시오.

(1) 1 × 8 =

(2) 14 − 8 =

(3) 5 + 7 =

(4) 9 × 9 =

(5) 4 × 2 =

(6) 3 + 2 =

(7) 6 − 3 =

(8) 9 + 5 =

(9) 2 + 8 =

(10) 10 − 1 =

(11) 7 × 6 =

(12) 9 − 8 =

(13) 1 + 7 =

(14) 2 × 5 =

(15) 8 × 3 =

(16) 11 − 3 =

(17) 6 + 5 =

(18) 6 × 4 =

(19) 17 − 9 =

(20) 8 + 8 =

(21) 3 × 8 =

(22) 7 − 1 =

(23) 2 + 6 =

(24) 12 − 7 =

제21일

(25) $15 - 8 =$ ☐

(26) $7 \times 7 =$ ☐

(27) $2 \times 9 =$ ☐

(28) $14 - 5 =$ ☐

(29) $6 + 7 =$ ☐

(30) $5 + 2 =$ ☐

(31) $4 - 2 =$ ☐

(32) $9 \times 5 =$ ☐

(33) $4 + 6 =$ ☐

(34) $2 - 1 =$ ☐

(35) $1 + 1 =$ ☐

(36) $4 \times 6 =$ ☐

(37) $10 - 7 =$ ☐

(38) $8 + 4 =$ ☐

(39) $8 \times 8 =$ ☐

(40) $9 - 3 =$ ☐

(41) $3 + 6 =$ ☐

(42) $2 + 9 =$ ☐

(43) $11 - 9 =$ ☐

(44) $5 \times 4 =$ ☐

(45) $7 + 0 =$ ☐

(46) $6 - 4 =$ ☐

(47) $3 \times 3 =$ ☐

(48) $6 \times 2 =$ ☐

(49) $12 - 5 =$ ☐

(50) $9 + 6 =$ ☐

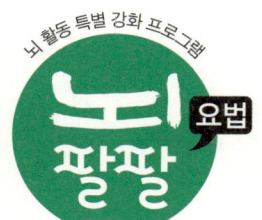

제22일

이름	날짜	시간
	월 일	시 분 초 ~ 시 분 초

※ 다음 계산을 하시오.

(1) 5 − 1 =

(2) 7 × 9 =

(3) 2 + 6 =

(4) 8 + 5 =

(5) 5 × 8 =

(6) 2 × 6 =

(7) 14 − 7 =

(8) 3 + 9 =

(9) 13 − 4 =

(10) 9 × 3 =

(11) 4 + 3 =

(12) 10 − 3 =

(13) 9 + 1 =

(14) 6 − 6 =

(15) 6 × 5 =

(16) 3 × 2 =

(17) 7 + 8 =

(18) 1 + 3 =

(19) 8 × 7 =

(20) 11 − 5 =

(21) 7 + 4 =

(22) 4 × 4 =

(23) 16 − 8 =

(24) 8 − 7 =

제22일

(25) $9 \times 0 =$ ☐

(26) $2 + 3 =$ ☐

(27) $4 - 3 =$ ☐

(28) $6 + 8 =$ ☐

(29) $7 \times 2 =$ ☐

(30) $7 + 3 =$ ☐

(31) $12 - 9 =$ ☐

(32) $5 + 4 =$ ☐

(33) $6 \times 8 =$ ☐

(34) $13 - 8 =$ ☐

(35) $4 \times 9 =$ ☐

(36) $9 - 2 =$ ☐

(37) $4 + 9 =$ ☐

(38) $10 - 6 =$ ☐

(39) $2 \times 3 =$ ☐

(40) $1 + 8 =$ ☐

(41) $9 - 7 =$ ☐

(42) $5 \times 7 =$ ☐

(43) $9 \times 4 =$ ☐

(44) $6 + 6 =$ ☐

(45) $15 - 9 =$ ☐

(46) $8 + 9 =$ ☐

(47) $16 - 7 =$ ☐

(48) $3 \times 5 =$ ☐

(49) $5 + 1 =$ ☐

(50) $4 - 1 =$ ☐

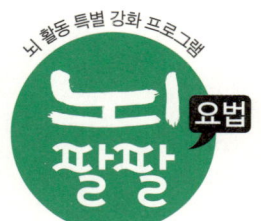

이름	날짜	시간
	월 일	시 분 초 ~ 시 분 초

※ 다음 계산을 하시오.

(1) 6 × 2 =

(2) 4 + 9 =

(3) 15 − 8 =

(4) 3 × 4 =

(5) 4 + 1 =

(6) 10 − 5 =

(7) 3 + 8 =

(8) 9 × 7 =

(9) 5 × 1 =

(10) 7 − 6 =

(11) 5 + 9 =

(12) 13 − 7 =

(13) 8 × 9 =

(14) 2 + 5 =

(15) 5 − 3 =

(16) 8 + 2 =

(17) 7 × 3 =

(18) 2 × 8 =

(19) 5 + 7 =

(20) 11 − 8 =

(21) 7 + 2 =

(22) 8 − 2 =

(23) 5 × 6 =

(24) 18 − 9 =

제23일

(25) $4 + 6 =$ ☐

(26) $14 - 5 =$ ☐

(27) $9 + 9 =$ ☐

(28) $8 \times 5 =$ ☐

(29) $0 + 6 =$ ☐

(30) $3 - 2 =$ ☐

(31) $9 + 7 =$ ☐

(32) $2 \times 7 =$ ☐

(33) $9 \times 6 =$ ☐

(34) $11 - 9 =$ ☐

(35) $4 + 2 =$ ☐

(36) $5 \times 2 =$ ☐

(37) $12 - 8 =$ ☐

(38) $6 + 5 =$ ☐

(39) $4 \times 3 =$ ☐

(40) $9 - 5 =$ ☐

(41) $4 + 4 =$ ☐

(42) $7 \times 8 =$ ☐

(43) $10 - 2 =$ ☐

(44) $3 \times 9 =$ ☐

(45) $7 + 6 =$ ☐

(46) $6 - 1 =$ ☐

(47) $1 + 6 =$ ☐

(48) $6 \times 4 =$ ☐

(49) $13 - 5 =$ ☐

(50) $7 - 4 =$ ☐

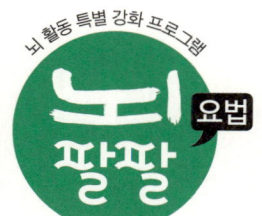

제24일

이름	날짜	시간
	월　일	시　분　초～　시　분　초

※ 다음 계산을 하시오.

(1) 1 + 9 =

(2) 12 − 7 =

(3) 5 × 9 =

(4) 1 − 0 =

(5) 8 + 6 =

(6) 13 − 6 =

(7) 7 × 8 =

(8) 3 + 5 =

(9) 11 − 2 =

(10) 5 + 8 =

(11) 3 × 7 =

(12) 9 × 3 =

(13) 7 + 1 =

(14) 4 × 5 =

(15) 7 − 4 =

(16) 8 + 3 =

(17) 10 − 5 =

(18) 15 − 9 =

(19) 8 + 9 =

(20) 6 × 6 =

(21) 8 × 2 =

(22) 5 + 2 =

(23) 6 − 2 =

(24) 2 × 4 =

제24일

(25) 8 − 3 =

(26) 6 × 5 =

(27) 17 − 8 =

(28) 9 + 3 =

(29) 2 × 6 =

(30) 9 − 1 =

(31) 2 + 1 =

(32) 12 − 4 =

(33) 7 + 3 =

(34) 9 × 9 =

(35) 8 + 8 =

(36) 10 − 9 =

(37) 5 × 2 =

(38) 3 + 6 =

(39) 5 − 4 =

(40) 9 + 6 =

(41) 3 × 3 =

(42) 11 − 7 =

(43) 1 + 5 =

(44) 4 − 2 =

(45) 8 × 7 =

(46) 4 + 7 =

(47) 14 − 6 =

(48) 2 + 2 =

(49) 4 × 8 =

(50) 0 × 1 =

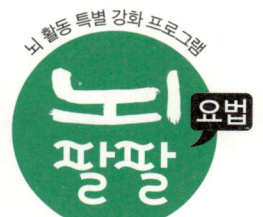

제25일

이름	날짜	시간
	월 일	시 분 초 ~ 시 분 초

※ 다음 계산을 하시오.

(1) 2 × 9 =

(2) 16 − 8 =

(3) 8 + 4 =

(4) 6 − 4 =

(5) 8 × 8 =

(6) 4 + 5 =

(7) 11 − 5 =

(8) 6 × 7 =

(9) 4 × 6 =

(10) 3 + 7 =

(11) 10 − 7 =

(12) 7 + 6 =

(13) 8 − 1 =

(14) 18 − 9 =

(15) 5 × 3 =

(16) 3 + 0 =

(17) 13 − 4 =

(18) 7 × 4 =

(19) 9 + 2 =

(20) 7 − 3 =

(21) 7 + 8 =

(22) 9 × 2 =

(23) 3 × 5 =

(24) 1 + 6 =

제25일

(25) $13 - 8 =$ ☐

(26) $6 + 3 =$ ☐

(27) $4 \times 4 =$ ☐

(28) $3 + 8 =$ ☐

(29) $5 - 2 =$ ☐

(30) $3 + 2 =$ ☐

(31) $9 \times 5 =$ ☐

(32) $11 - 3 =$ ☐

(33) $5 \times 8 =$ ☐

(34) $6 + 6 =$ ☐

(35) $8 - 6 =$ ☐

(36) $2 \times 2 =$ ☐

(37) $4 + 1 =$ ☐

(38) $1 \times 6 =$ ☐

(39) $10 - 4 =$ ☐

(40) $9 + 7 =$ ☐

(41) $7 \times 6 =$ ☐

(42) $13 - 9 =$ ☐

(43) $6 \times 9 =$ ☐

(44) $6 + 4 =$ ☐

(45) $2 - 1 =$ ☐

(46) $3 + 3 =$ ☐

(47) $3 \times 7 =$ ☐

(48) $14 - 7 =$ ☐

(49) $5 + 9 =$ ☐

(50) $9 - 4 =$ ☐

제5주 뇌 활성화 운동

| 이름 | | 날짜 | 월 | 일 |

수 세기 테스트

● 1부터 100까지 소리 내어 가능한 한 빨리 세어 보고, 소요 시간을 적으시오.

소요 시간 ☐ 분 ☐ 초

낱말 기억력 테스트

● 다음 낱말을 3분 동안 기억한 후, 뒷장으로 넘기시오.

노루	자라	백조
전복	농어	표범
사자	토끼	돼지
홍어	명태	참새
박쥐	여우	고래

● 앞장에서 기억한 낱말을 순서에 관계없이 아래의 □ 안에 3분 동안 써 보시오. 기억이 나지 않는다고 절대로 앞장으로 넘기지 마시오.

기억한 낱말 수 □ 개

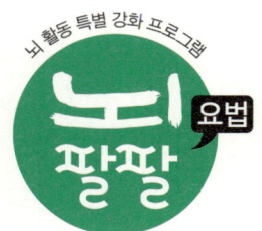

제26일

이름	날짜	시간
	월 일	시 분 초 ~ 시 분 초

※ 다음 계산을 하시오.

(1) 1 + 8 =

(2) 7 × 5 =

(3) 9 − 3 =

(4) 5 × 9 =

(5) 5 + 6 =

(6) 6 × 0 =

(7) 10 − 8 =

(8) 12 − 3 =

(9) 9 × 7 =

(10) 9 + 4 =

(11) 3 + 4 =

(12) 7 − 5 =

(13) 2 × 4 =

(14) 11 − 4 =

(15) 9 + 1 =

(16) 6 + 9 =

(17) 6 × 8 =

(18) 13 − 5 =

(19) 5 − 1 =

(20) 3 × 6 =

(21) 6 + 2 =

(22) 12 − 9 =

(23) 7 + 5 =

(24) 8 × 3 =

제26일

(25) $5 \times 5 =$ ☐

(26) $6 + 7 =$ ☐

(27) $15 - 6 =$ ☐

(28) $5 + 1 =$ ☐

(29) $4 - 3 =$ ☐

(30) $8 \times 2 =$ ☐

(31) $12 - 8 =$ ☐

(32) $9 + 8 =$ ☐

(33) $8 - 5 =$ ☐

(34) $3 \times 3 =$ ☐

(35) $2 + 4 =$ ☐

(36) $17 - 9 =$ ☐

(37) $9 \times 4 =$ ☐

(38) $3 + 9 =$ ☐

(39) $7 - 2 =$ ☐

(40) $4 \times 7 =$ ☐

(41) $2 + 8 =$ ☐

(42) $1 + 2 =$ ☐

(43) $6 \times 6 =$ ☐

(44) $10 - 3 =$ ☐

(45) $6 + 8 =$ ☐

(46) $2 \times 8 =$ ☐

(47) $2 + 7 =$ ☐

(48) $9 - 9 =$ ☐

(49) $7 \times 9 =$ ☐

(50) $14 - 8 =$ ☐

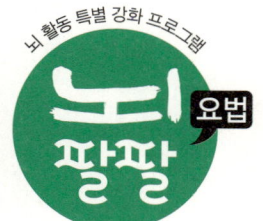

제27일

이름	날짜	시간
	월 일	시 분 초~ 시 분 초

※ 다음 계산을 하시오.

(1) 14 − 9 =

(2) 2 + 9 =

(3) 8 × 5 =

(4) 7 + 7 =

(5) 11 − 6 =

(6) 2 × 8 =

(7) 5 × 7 =

(8) 5 + 4 =

(9) 6 − 3 =

(10) 9 × 6 =

(11) 4 + 8 =

(12) 12 − 5 =

(13) 4 × 2 =

(14) 7 × 9 =

(15) 3 − 1 =

(16) 1 + 7 =

(17) 3 × 4 =

(18) 16 − 7 =

(19) 8 + 5 =

(20) 10 − 1 =

(21) 6 × 3 =

(22) 7 + 9 =

(23) 9 − 8 =

(24) 0 + 2 =

제27일

(25) 4 + 2 =
(26) 4 × 3 =
(27) 7 − 1 =
(28) 8 × 8 =
(29) 9 + 5 =
(30) 10 − 6 =
(31) 2 + 7 =
(32) 6 × 7 =
(33) 15 − 7 =
(34) 5 + 5 =
(35) 9 × 4 =
(36) 9 − 6 =
(37) 3 + 1 =

(38) 5 × 6 =
(39) 11 − 8 =
(40) 9 + 9 =
(41) 8 − 4 =
(42) 7 × 2 =
(43) 7 + 4 =
(44) 12 − 6 =
(45) 5 + 3 =
(46) 16 − 9 =
(47) 4 × 1 =
(48) 8 + 7 =
(49) 6 − 5 =
(50) 2 × 5 =

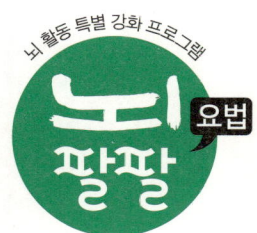

제28일

이름	날짜	시간
	월 일	시 분 초~ 시 분 초

※ 다음 계산을 하시오.

(1) 6 × 6 =

(2) 4 + 8 =

(3) 11 − 2 =

(4) 6 + 1 =

(5) 4 − 1 =

(6) 2 × 7 =

(7) 14 − 6 =

(8) 3 + 7 =

(9) 9 + 4 =

(10) 8 − 7 =

(11) 9 × 3 =

(12) 0 × 8 =

(13) 10 − 3 =

(14) 3 + 2 =

(15) 4 × 5 =

(16) 8 × 9 =

(17) 16 − 7 =

(18) 7 + 8 =

(19) 7 × 2 =

(20) 6 + 5 =

(21) 9 − 7 =

(22) 5 × 4 =

(23) 13 − 9 =

(24) 3 + 6 =

제28일

(25) $5 \times 6 =$ ☐

(26) $17 - 9 =$ ☐

(27) $8 + 2 =$ ☐

(28) $6 - 0 =$ ☐

(29) $9 \times 8 =$ ☐

(30) $3 + 4 =$ ☐

(31) $10 - 8 =$ ☐

(32) $4 \times 9 =$ ☐

(33) $9 + 9 =$ ☐

(34) $7 - 5 =$ ☐

(35) $1 + 1 =$ ☐

(36) $2 \times 3 =$ ☐

(37) $12 - 6 =$ ☐

(38) $7 + 5 =$ ☐

(39) $9 - 2 =$ ☐

(40) $7 \times 7 =$ ☐

(41) $6 + 2 =$ ☐

(42) $8 \times 4 =$ ☐

(43) $2 + 9 =$ ☐

(44) $11 - 7 =$ ☐

(45) $1 + 4 =$ ☐

(46) $3 \times 2 =$ ☐

(47) $5 - 4 =$ ☐

(48) $6 \times 5 =$ ☐

(49) $7 + 7 =$ ☐

(50) $15 - 8 =$ ☐

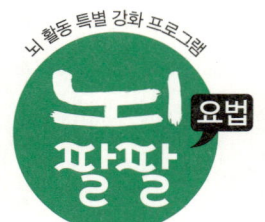

제29일

이름	날짜	시간
	월 일	시 분 초~ 시 분 초

※ 다음 계산을 하시오.

(1) 1 + 3 =

(2) 3 × 9 =

(3) 7 × 5 =

(4) 12 − 7 =

(5) 3 + 8 =

(6) 7 − 6 =

(7) 5 × 2 =

(8) 6 + 8 =

(9) 10 − 1 =

(10) 2 + 5 =

(11) 6 × 8 =

(12) 13 − 5 =

(13) 2 × 4 =

(14) 4 − 2 =

(15) 9 + 1 =

(16) 11 − 8 =

(17) 4 × 6 =

(18) 8 × 3 =

(19) 8 + 9 =

(20) 6 + 6 =

(21) 15 − 9 =

(22) 1 × 2 =

(23) 8 − 1 =

(24) 5 + 3 =

제29일

(25) $8 + 1 =$ ☐

(26) $15 - 7 =$ ☐

(27) $4 + 6 =$ ☐

(28) $6 \times 9 =$ ☐

(29) $6 - 1 =$ ☐

(30) $2 \times 3 =$ ☐

(31) $7 \times 4 =$ ☐

(32) $3 + 3 =$ ☐

(33) $11 - 4 =$ ☐

(34) $8 + 5 =$ ☐

(35) $8 \times 6 =$ ☐

(36) $8 - 5 =$ ☐

(37) $6 + 3 =$ ☐

(38) $4 \times 5 =$ ☐

(39) $10 - 9 =$ ☐

(40) $3 + 9 =$ ☐

(41) $17 - 8 =$ ☐

(42) $5 \times 7 =$ ☐

(43) $1 + 0 =$ ☐

(44) $3 - 2 =$ ☐

(45) $9 \times 2 =$ ☐

(46) $7 + 4 =$ ☐

(47) $13 - 6 =$ ☐

(48) $6 + 9 =$ ☐

(49) $3 \times 8 =$ ☐

(50) $9 - 5 =$ ☐

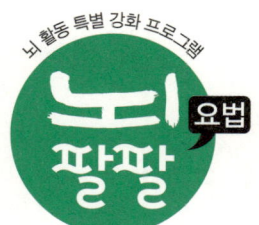

제30일

이름	날짜	시간
	월 일	시 분 초~ 시 분 초

※ 다음 계산을 하시오.

(1) 7 − 2 =

(2) 12 − 3 =

(3) 7 + 6 =

(4) 2 × 2 =

(5) 8 × 5 =

(6) 1 + 9 =

(7) 2 + 6 =

(8) 5 × 4 =

(9) 10 − 7 =

(10) 5 + 7 =

(11) 15 − 6 =

(12) 7 × 6 =

(13) 7 + 1 =

(14) 4 + 7 =

(15) 4 × 8 =

(16) 9 − 3 =

(17) 11 − 9 =

(18) 3 × 9 =

(19) 9 + 6 =

(20) 2 − 2 =

(21) 9 × 7 =

(22) 4 + 3 =

(23) 6 × 3 =

(24) 13 − 7 =

제30일

(25) $2 + 2 =$ ☐

(26) $7 - 3 =$ ☐

(27) $4 \times 7 =$ ☐

(28) $5 + 6 =$ ☐

(29) $14 - 7 =$ ☐

(30) $9 \times 4 =$ ☐

(31) $2 - 1 =$ ☐

(32) $8 + 8 =$ ☐

(33) $10 - 2 =$ ☐

(34) $5 \times 3 =$ ☐

(35) $2 + 1 =$ ☐

(36) $9 - 7 =$ ☐

(37) $3 \times 0 =$ ☐

(38) $11 - 3 =$ ☐

(39) $9 + 3 =$ ☐

(40) $7 \times 8 =$ ☐

(41) $1 + 5 =$ ☐

(42) $7 + 3 =$ ☐

(43) $5 - 2 =$ ☐

(44) $6 \times 2 =$ ☐

(45) $8 + 6 =$ ☐

(46) $13 - 8 =$ ☐

(47) $3 \times 6 =$ ☐

(48) $16 - 9 =$ ☐

(49) $4 + 4 =$ ☐

(50) $8 \times 9 =$ ☐

제6주
뇌 활성화 운동

| 이름 | | 날짜 | 월 | 일 |

수 세기 테스트

- 1부터 100까지 소리 내어 가능한 한 빨리 세어 보고, 소요 시간을 적으시오.

  소요 시간 ☐ 분 ☐ 초

낱말 기억력 테스트

- 다음 낱말을 3분 동안 기억한 후, 뒷장으로 넘기시오.

개미	파리	수리
불곰	수탉	매미
황소	나비	해삼
대구	붕어	펭귄
젖소	영양	까치

● 앞장에서 기억한 낱말을 순서에 관계없이 아래의 □ 안에 3분 동안 써 보시오. 기억이 나지 않는다고 절대로 앞장으로 넘기지 마시오.

기억한 낱말 수 □ 개

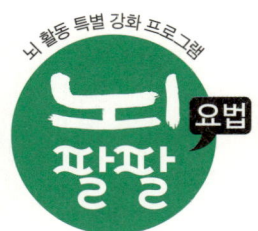

제31일

이름	날짜	시간
	월 일	시 분 초 ~ 시 분 초

※ 다음 계산을 하시오.

(1) 16 − 8 =

(2) 4 × 9 =

(3) 9 + 2 =

(4) 14 − 5 =

(5) 8 × 7 =

(6) 4 + 5 =

(7) 9 − 4 =

(8) 2 × 6 =

(9) 8 + 4 =

(10) 18 − 9 =

(11) 7 × 3 =

(12) 1 + 3 =

(13) 3 − 1 =

(14) 6 + 4 =

(15) 10 − 6 =

(16) 8 × 1 =

(17) 9 + 7 =

(18) 4 − 3 =

(19) 9 × 5 =

(20) 3 × 2 =

(21) 5 + 2 =

(22) 12 − 4 =

(23) 6 × 8 =

(24) 6 + 7 =

제31일

(25) $6 \times 4 =$ ☐

(26) $2 + 4 =$ ☐

(27) $8 - 2 =$ ☐

(28) $4 + 9 =$ ☐

(29) $2 \times 5 =$ ☐

(30) $12 - 9 =$ ☐

(31) $8 + 7 =$ ☐

(32) $9 \times 9 =$ ☐

(33) $9 - 8 =$ ☐

(34) $4 + 1 =$ ☐

(35) $2 + 8 =$ ☐

(36) $10 - 4 =$ ☐

(37) $4 \times 3 =$ ☐

(38) $5 - 1 =$ ☐

(39) $7 + 2 =$ ☐

(40) $5 \times 8 =$ ☐

(41) $12 - 5 =$ ☐

(42) $9 + 5 =$ ☐

(43) $8 \times 2 =$ ☐

(44) $3 \times 7 =$ ☐

(45) $14 - 8 =$ ☐

(46) $0 + 8 =$ ☐

(47) $6 - 3 =$ ☐

(48) $7 \times 6 =$ ☐

(49) $11 - 6 =$ ☐

(50) $8 + 3 =$ ☐

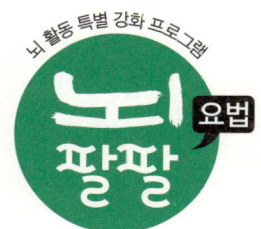

제32일

이름	날짜	시간
	월 일	시 분 초~ 시 분 초

※ 다음 계산을 하시오.

(1) $3 \times 8 =$

(2) $6 + 1 =$

(3) $13 - 5 =$

(4) $6 \times 2 =$

(5) $11 - 2 =$

(6) $3 + 7 =$

(7) $8 \times 3 =$

(8) $8 + 4 =$

(9) $6 - 4 =$

(10) $4 \times 4 =$

(11) $14 - 9 =$

(12) $3 + 5 =$

(13) $7 - 0 =$

(14) $9 \times 6 =$

(15) $10 - 5 =$

(16) $5 + 9 =$

(17) $5 \times 5 =$

(18) $9 + 8 =$

(19) $12 - 8 =$

(20) $2 \times 9 =$

(21) $5 + 2 =$

(22) $9 + 6 =$

(23) $7 \times 7 =$

(24) $9 - 2 =$

제32일

(25) $3 + 8 =$ ☐

(26) $4 \times 6 =$ ☐

(27) $12 - 5 =$ ☐

(28) $7 \times 5 =$ ☐

(29) $2 + 1 =$ ☐

(30) $10 - 9 =$ ☐

(31) $7 + 9 =$ ☐

(32) $9 - 1 =$ ☐

(33) $2 \times 7 =$ ☐

(34) $5 + 4 =$ ☐

(35) $13 - 4 =$ ☐

(36) $8 \times 4 =$ ☐

(37) $9 + 1 =$ ☐

(38) $6 - 2 =$ ☐

(39) $3 \times 2 =$ ☐

(40) $5 + 8 =$ ☐

(41) $11 - 5 =$ ☐

(42) $6 \times 9 =$ ☐

(43) $2 + 3 =$ ☐

(44) $7 - 4 =$ ☐

(45) $9 \times 8 =$ ☐

(46) $15 - 7 =$ ☐

(47) $5 + 5 =$ ☐

(48) $0 \times 5 =$ ☐

(49) $8 - 7 =$ ☐

(50) $1 + 7 =$ ☐

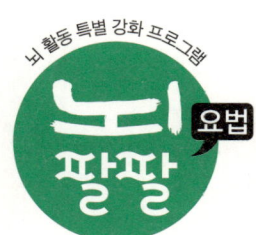

※ 다음 계산을 하시오.

(1) 7 + 8 =
(2) 8 − 4 =
(3) 8 × 6 =
(4) 8 + 2 =
(5) 14 − 5 =
(6) 2 × 5 =
(7) 3 + 6 =
(8) 10 − 8 =
(9) 5 × 7 =
(10) 9 × 9 =
(11) 9 + 4 =
(12) 5 − 3 =

(13) 1 + 8 =
(14) 12 − 7 =
(15) 7 + 4 =
(16) 7 × 4 =
(17) 13 − 9 =
(18) 9 + 7 =
(19) 3 × 3 =
(20) 7 − 1 =
(21) 6 × 2 =
(22) 14 − 8 =
(23) 5 + 0 =
(24) 4 × 8 =

제33일

(25) $3 + 4 =$

(26) $13 - 6 =$

(27) $1 \times 4 =$

(28) $6 - 5 =$

(29) $7 + 7 =$

(30) $16 - 8 =$

(31) $8 \times 7 =$

(32) $2 + 9 =$

(33) $8 - 3 =$

(34) $3 \times 4 =$

(35) $6 \times 5 =$

(36) $5 + 1 =$

(37) $10 - 4 =$

(38) $9 \times 3 =$

(39) $4 + 6 =$

(40) $4 - 1 =$

(41) $2 \times 6 =$

(42) $11 - 8 =$

(43) $6 + 2 =$

(44) $5 + 7 =$

(45) $9 - 6 =$

(46) $7 \times 8 =$

(47) $8 + 9 =$

(48) $18 - 9 =$

(49) $3 + 2 =$

(50) $5 \times 9 =$

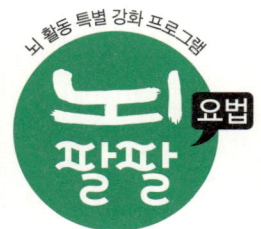

※ 다음 계산을 하시오.

(1) 5 + 8 =
(2) 7 × 0 =
(3) 13 − 4 =
(4) 9 − 2 =
(5) 4 × 8 =
(6) 17 − 8 =
(7) 3 + 3 =
(8) 6 × 7 =
(9) 1 + 9 =
(10) 10 − 7 =
(11) 7 + 2 =
(12) 2 × 3 =
(13) 5 − 1 =
(14) 5 × 4 =
(15) 5 + 6 =
(16) 9 × 5 =
(17) 11 − 9 =
(18) 8 + 7 =
(19) 3 × 6 =
(20) 13 − 8 =
(21) 1 + 6 =
(22) 8 × 2 =
(23) 3 + 9 =
(24) 6 − 3 =

제34일

(25) $7 \times 3 = \square$

(26) $8 + 3 = \square$

(27) $4 - 4 = \square$

(28) $1 + 2 = \square$

(29) $3 \times 5 = \square$

(30) $11 - 3 = \square$

(31) $9 + 5 = \square$

(32) $14 - 7 = \square$

(33) $5 \times 8 = \square$

(34) $2 + 6 = \square$

(35) $8 + 8 = \square$

(36) $6 - 5 = \square$

(37) $9 \times 6 = \square$

(38) $6 + 4 = \square$

(39) $10 - 2 = \square$

(40) $4 \times 2 = \square$

(41) $3 + 1 = \square$

(42) $8 - 6 = \square$

(43) $8 \times 9 = \square$

(44) $12 - 6 = \square$

(45) $7 + 5 = \square$

(46) $16 - 9 = \square$

(47) $2 \times 7 = \square$

(48) $7 - 2 = \square$

(49) $6 \times 4 = \square$

(50) $4 + 3 = \square$

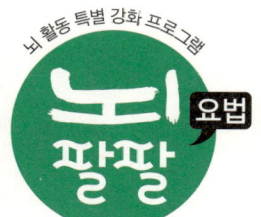

제35일

이름	날짜	시간
	월 일	시 분 초~ 시 분 초

※ 다음 계산을 하시오.

(1) 3 × 4 =

(2) 15 − 9 =

(3) 2 + 8 =

(4) 10 − 1 =

(5) 6 × 6 =

(6) 9 + 8 =

(7) 8 − 4 =

(8) 8 × 5 =

(9) 0 + 9 =

(10) 9 − 8 =

(11) 4 × 7 =

(12) 8 + 6 =

(13) 11 − 6 =

(14) 1 + 5 =

(15) 7 × 9 =

(16) 9 + 3 =

(17) 16 − 7 =

(18) 9 × 2 =

(19) 2 × 8 =

(20) 4 + 9 =

(21) 3 − 1 =

(22) 5 × 3 =

(23) 13 − 7 =

(24) 5 + 3 =

제35일

(25) $4 + 8 =$
(26) $5 \times 6 =$
(27) $14 - 6 =$
(28) $2 + 3 =$
(29) $7 - 5 =$
(30) $7 \times 7 =$
(31) $2 \times 1 =$
(32) $4 + 7 =$
(33) $5 - 2 =$
(34) $7 + 1 =$
(35) $3 \times 9 =$
(36) $11 - 7 =$
(37) $7 + 6 =$

(38) $8 \times 4 =$
(39) $4 + 2 =$
(40) $8 - 3 =$
(41) $4 \times 5 =$
(42) $5 + 5 =$
(43) $15 - 8 =$
(44) $6 + 9 =$
(45) $6 \times 3 =$
(46) $10 - 6 =$
(47) $2 + 7 =$
(48) $9 - 1 =$
(49) $2 \times 2 =$
(50) $12 - 9 =$

제7주
뇌 활성화 운동

| 이름 | | 날짜 | 월 | 일 |

수 세기 테스트

● 1부터 100까지 소리 내어 가능한 한 빨리 세어 보고, 소요 시간을 적으시오.

소요 시간 ☐ 분 ☐ 초

낱말 기억력 테스트

● 다음 낱말을 3분 동안 기억한 후, 뒷장으로 넘기시오.

양	가리비	게
번데기	곰	오소리
삵	너구리	돔
풍뎅이	봉	물장군
두더지	코끼리	황

● 앞장에서 기억한 낱말을 순서에 관계없이 아래의 ☐ 안에 3분 동안 써 보시오. 기억이 나지 않는다고 절대로 앞장으로 넘기지 마시오.

기억한 낱말 수 ☐ 개

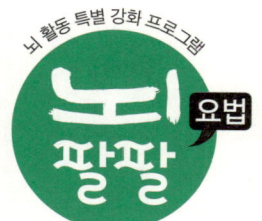

제36일

이름	날짜	시간
	월 일	시 분 초~ 시 분 초

※ 다음 계산을 하시오.

(1) 8 + 1 =

(2) 8 − 7 =

(3) 5 × 8 =

(4) 8 × 2 =

(5) 10 − 3 =

(6) 4 × 3 =

(7) 5 + 9 =

(8) 15 − 6 =

(9) 6 + 5 =

(10) 2 × 9 =

(11) 2 + 4 =

(12) 7 − 1 =

(13) 7 + 3 =

(14) 12 − 4 =

(15) 7 × 4 =

(16) 8 + 5 =

(17) 17 − 9 =

(18) 6 + 3 =

(19) 6 − 2 =

(20) 3 × 5 =

(21) 11 − 5 =

(22) 9 + 9 =

(23) 6 × 6 =

(24) 0 × 3 =

제36일

(25) 1 + 4 =
(26) 9 − 6 =
(27) 9 + 2 =
(28) 4 × 9 =
(29) 14 − 9 =
(30) 6 + 8 =
(31) 6 × 3 =
(32) 12 − 3 =
(33) 2 + 5 =
(34) 9 × 8 =
(35) 3 − 2 =
(36) 2 × 4 =
(37) 6 + 6 =

(38) 10 − 5 =
(39) 5 × 5 =
(40) 5 − 3 =
(41) 1 + 1 =
(42) 11 − 4 =
(43) 7 + 9 =
(44) 7 × 2 =
(45) 12 − 8 =
(46) 8 × 6 =
(47) 6 + 7 =
(48) 8 − 0 =
(49) 4 + 4 =
(50) 3 × 7 =

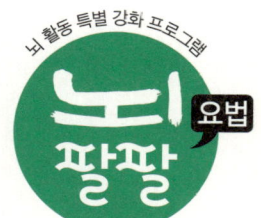

제37일

이름	날짜	시간
	월 일	시 분 초 ~ 시 분 초

※ 다음 계산을 하시오.

(1) 2 − 1 =

(2) 1 × 7 =

(3) 17 − 8 =

(4) 1 + 9 =

(5) 5 + 2 =

(6) 10 − 2 =

(7) 9 × 4 =

(8) 9 + 3 =

(9) 3 × 8 =

(10) 9 − 3 =

(11) 5 + 5 =

(12) 5 × 5 =

(13) 8 × 3 =

(14) 2 × 7 =

(15) 2 + 1 =

(16) 13 − 6 =

(17) 7 + 6 =

(18) 6 × 9 =

(19) 11 − 8 =

(20) 7 − 6 =

(21) 4 × 2 =

(22) 8 + 3 =

(23) 3 + 5 =

(24) 12 − 3 =

제37일

(25) $4 \times 4 =$ ☐

(26) $5 + 7 =$ ☐

(27) $8 - 5 =$ ☐

(28) $7 \times 2 =$ ☐

(29) $6 + 0 =$ ☐

(30) $14 - 9 =$ ☐

(31) $8 + 9 =$ ☐

(32) $2 \times 6 =$ ☐

(33) $4 - 2 =$ ☐

(34) $2 + 2 =$ ☐

(35) $10 - 8 =$ ☐

(36) $8 \times 8 =$ ☐

(37) $7 - 3 =$ ☐

(38) $7 + 3 =$ ☐

(39) $5 \times 9 =$ ☐

(40) $11 - 3 =$ ☐

(41) $9 + 5 =$ ☐

(42) $9 \times 7 =$ ☐

(43) $6 - 1 =$ ☐

(44) $1 + 7 =$ ☐

(45) $5 + 8 =$ ☐

(46) $15 - 9 =$ ☐

(47) $3 \times 3 =$ ☐

(48) $12 - 8 =$ ☐

(49) $4 + 5 =$ ☐

(50) $6 \times 5 =$ ☐

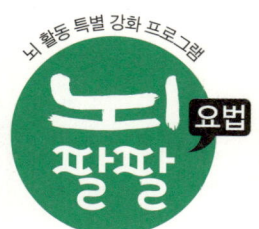

제38일

이름	날짜	시간
	월 일	시 분 초~ 시 분 초

※ 다음 계산을 하시오.

(1) 17 − 9 =

(2) 8 + 7 =

(3) 6 × 4 =

(4) 2 × 3 =

(5) 7 − 7 =

(6) 3 + 4 =

(7) 8 × 5 =

(8) 11 − 4 =

(9) 4 + 9 =

(10) 12 − 7 =

(11) 4 × 9 =

(12) 6 + 2 =

(13) 9 − 5 =

(14) 3 + 8 =

(15) 10 − 7 =

(16) 7 × 6 =

(17) 5 × 2 =

(18) 14 − 6 =

(19) 4 + 6 =

(20) 9 × 7 =

(21) 1 + 8 =

(22) 5 − 4 =

(23) 9 + 2 =

(24) 3 × 8 =

(25) $12 - 6 =$ ☐
(26) $3 \times 2 =$ ☐
(27) $6 \times 8 =$ ☐
(28) $1 + 3 =$ ☐
(29) $8 - 2 =$ ☐
(30) $8 \times 9 =$ ☐
(31) $7 + 7 =$ ☐
(32) $10 - 3 =$ ☐
(33) $8 + 2 =$ ☐
(34) $4 \times 0 =$ ☐
(35) $4 - 1 =$ ☐
(36) $4 + 5 =$ ☐
(37) $16 - 7 =$ ☐

(38) $5 \times 6 =$ ☐
(39) $7 + 9 =$ ☐
(40) $9 - 7 =$ ☐
(41) $7 \times 3 =$ ☐
(42) $3 + 2 =$ ☐
(43) $11 - 2 =$ ☐
(44) $2 \times 4 =$ ☐
(45) $6 + 5 =$ ☐
(46) $7 - 4 =$ ☐
(47) $5 + 1 =$ ☐
(48) $4 \times 7 =$ ☐
(49) $13 - 9 =$ ☐
(50) $8 + 4 =$ ☐

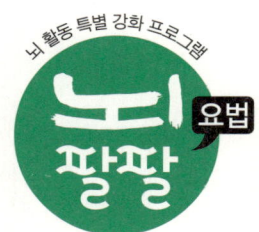

이름	날짜	시간
	월 일	시 분 초 ~ 시 분 초

제39일

※ 다음 계산을 하시오.

(1) 3 × 7 =

(2) 6 + 3 =

(3) 12 − 4 =

(4) 4 + 8 =

(5) 4 − 3 =

(6) 5 × 3 =

(7) 9 + 8 =

(8) 16 − 9 =

(9) 9 × 6 =

(10) 6 + 9 =

(11) 9 − 4 =

(12) 6 × 1 =

(13) 1 + 2 =

(14) 7 × 9 =

(15) 13 − 8 =

(16) 8 − 1 =

(17) 2 × 5 =

(18) 3 + 7 =

(19) 14 − 7 =

(20) 6 + 8 =

(21) 6 × 2 =

(22) 10 − 5 =

(23) 4 × 8 =

(24) 2 + 4 =

제39일

(25) $15 - 6 =$ ☐

(26) $4 + 7 =$ ☐

(27) $5 + 3 =$ ☐

(28) $5 - 1 =$ ☐

(29) $6 \times 7 =$ ☐

(30) $13 - 4 =$ ☐

(31) $7 + 5 =$ ☐

(32) $10 - 9 =$ ☐

(33) $2 \times 9 =$ ☐

(34) $7 + 1 =$ ☐

(35) $8 \times 8 =$ ☐

(36) $8 - 5 =$ ☐

(37) $4 \times 6 =$ ☐

(38) $16 - 8 =$ ☐

(39) $8 + 8 =$ ☐

(40) $9 \times 3 =$ ☐

(41) $6 - 4 =$ ☐

(42) $9 + 1 =$ ☐

(43) $3 \times 4 =$ ☐

(44) $11 - 5 =$ ☐

(45) $2 + 7 =$ ☐

(46) $7 \times 5 =$ ☐

(47) $5 \times 2 =$ ☐

(48) $7 - 6 =$ ☐

(49) $8 + 5 =$ ☐

(50) $0 + 4 =$ ☐

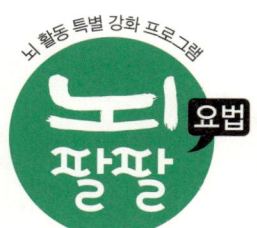

제40일

이름	날짜	시간
	월 일	시 분 초 ~ 시 분 초

※ 다음 계산을 하시오.

(1) 2 × 8 =

(2) 15 − 7 =

(3) 5 + 9 =

(4) 4 × 5 =

(5) 1 + 6 =

(6) 10 − 4 =

(7) 6 × 3 =

(8) 2 + 8 =

(9) 3 − 0 =

(10) 8 × 4 =

(11) 14 − 5 =

(12) 9 + 6 =

(13) 9 × 9 =

(14) 7 + 2 =

(15) 11 − 7 =

(16) 6 + 7 =

(17) 7 × 7 =

(18) 8 − 2 =

(19) 4 + 1 =

(20) 5 × 2 =

(21) 18 − 9 =

(22) 7 + 4 =

(23) 6 − 5 =

(24) 3 × 6 =

제40일

(25) 4 + 2 =

(26) 5 × 4 =

(27) 7 − 3 =

(28) 6 + 6 =

(29) 0 × 7 =

(30) 9 + 4 =

(31) 13 − 7 =

(32) 3 × 9 =

(33) 3 + 5 =

(34) 6 − 1 =

(35) 9 × 5 =

(36) 10 − 6 =

(37) 6 + 4 =

(38) 15 − 8 =

(39) 7 × 8 =

(40) 9 + 7 =

(41) 4 − 2 =

(42) 2 × 2 =

(43) 2 + 2 =

(44) 11 − 9 =

(45) 8 × 6 =

(46) 5 + 6 =

(47) 9 − 7 =

(48) 8 + 1 =

(49) 4 × 7 =

(50) 12 − 5 =

제8주
뇌 활성화 운동

| 이름 | | 날짜 | 월 | 일 |

수 세기 테스트

● 1부터 100까지 소리 내어 가능한 한 빨리 세어 보고, 소요 시간을 적으시오.

소요 시간 ☐ 분 ☐ 초

낱말 기억력 테스트

● 다음 낱말을 3분 동안 기억한 후, 뒷장으로 넘기시오.

가오리	거위	뱀장어
수달	독수리	오징어
칠면조	늑대	송사리
하마	호랑이	어치
물개	조기	기러기

● 앞장에서 기억한 낱말을 순서에 관계없이 아래의 □ 안에 3분 동안 써 보시오. 기억이 나지 않는다고 절대로 앞장으로 넘기지 마시오.

기억한 낱말 수 ☐ 개

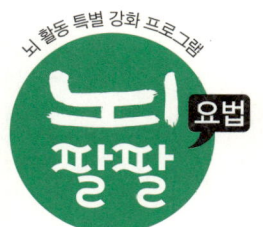

제41일

이름	날짜	시간
	월 일	시 분 초~ 시 분 초

※ 다음 계산을 하시오.

(1) 8 + 0 =

(2) 6 × 7 =

(3) 3 × 6 =

(4) 10 − 1 =

(5) 5 − 2 =

(6) 8 × 4 =

(7) 3 + 9 =

(8) 17 − 9 =

(9) 8 + 6 =

(10) 2 × 2 =

(11) 3 + 7 =

(12) 12 − 8 =

(13) 9 × 5 =

(14) 9 − 1 =

(15) 1 + 5 =

(16) 5 × 9 =

(17) 11 − 6 =

(18) 6 + 5 =

(19) 8 + 8 =

(20) 7 × 8 =

(21) 8 − 4 =

(22) 14 − 8 =

(23) 4 × 3 =

(24) 2 + 6 =

제41일

(25) $2 \times 8 =$ ☐

(26) $5 + 8 =$ ☐

(27) $13 - 5 =$ ☐

(28) $6 - 3 =$ ☐

(29) $2 + 3 =$ ☐

(30) $9 \times 9 =$ ☐

(31) $5 \times 7 =$ ☐

(32) $12 - 9 =$ ☐

(33) $9 + 6 =$ ☐

(34) $5 + 4 =$ ☐

(35) $8 - 6 =$ ☐

(36) $7 \times 2 =$ ☐

(37) $10 - 8 =$ ☐

(38) $8 + 2 =$ ☐

(39) $16 - 7 =$ ☐

(40) $3 \times 5 =$ ☐

(41) $4 + 3 =$ ☐

(42) $7 - 2 =$ ☐

(43) $8 \times 6 =$ ☐

(44) $6 \times 3 =$ ☐

(45) $11 - 4 =$ ☐

(46) $2 + 9 =$ ☐

(47) $2 - 1 =$ ☐

(48) $1 \times 9 =$ ☐

(49) $9 + 9 =$ ☐

(50) $3 + 1 =$ ☐

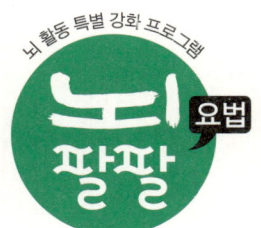

제 42일

이름	날짜	시간
	월 일	시 분 초 ~ 시 분 초

※ 다음 계산을 하시오.

(1) 5 × 0 =

(2) 1 + 9 =

(3) 6 − 2 =

(4) 8 + 4 =

(5) 6 × 9 =

(6) 12 − 3 =

(7) 14 − 6 =

(8) 8 × 8 =

(9) 3 × 7 =

(10) 3 + 3 =

(11) 10 − 4 =

(12) 7 + 7 =

(13) 5 − 3 =

(14) 5 × 2 =

(15) 6 + 1 =

(16) 13 − 8 =

(17) 7 + 4 =

(18) 9 × 4 =

(19) 4 × 6 =

(20) 16 − 9 =

(21) 8 + 9 =

(22) 7 × 5 =

(23) 4 + 4 =

(24) 4 − 1 =

제42일

(25) $17 - 8 =$ ☐

(26) $4 \times 4 =$ ☐

(27) $9 \times 6 =$ ☐

(28) $1 + 4 =$ ☐

(29) $7 - 4 =$ ☐

(30) $3 + 8 =$ ☐

(31) $5 \times 8 =$ ☐

(32) $10 - 7 =$ ☐

(33) $9 + 4 =$ ☐

(34) $3 + 6 =$ ☐

(35) $2 - 2 =$ ☐

(36) $7 + 8 =$ ☐

(37) $7 \times 7 =$ ☐

(38) $13 - 9 =$ ☐

(39) $6 + 4 =$ ☐

(40) $5 - 4 =$ ☐

(41) $2 \times 5 =$ ☐

(42) $1 + 1 =$ ☐

(43) $11 - 5 =$ ☐

(44) $8 \times 3 =$ ☐

(45) $5 + 7 =$ ☐

(46) $9 - 3 =$ ☐

(47) $2 + 5 =$ ☐

(48) $12 - 4 =$ ☐

(49) $6 \times 2 =$ ☐

(50) $3 \times 9 =$ ☐

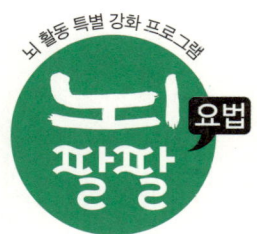

제43을

이름	날짜	시간
	월 일	시 분 초 ~ 시 분 초

※ 다음 계산을 하시오.

(1) 2 + 3 =

(2) 11 − 3 =

(3) 5 × 4 =

(4) 8 − 1 =

(5) 9 + 3 =

(6) 12 − 7 =

(7) 7 × 6 =

(8) 5 + 9 =

(9) 10 − 9 =

(10) 7 + 3 =

(11) 2 × 9 =

(12) 8 × 7 =

(13) 0 + 9 =

(14) 4 − 3 =

(15) 6 × 5 =

(16) 16 − 8 =

(17) 5 + 6 =

(18) 3 × 3 =

(19) 7 + 9 =

(20) 15 − 6 =

(21) 9 × 2 =

(22) 4 × 8 =

(23) 9 − 6 =

(24) 1 + 6 =

제43일

(25) $8 - 3 =$

(26) $2 + 8 =$

(27) $1 \times 1 =$

(28) $8 \times 8 =$

(29) $13 - 6 =$

(30) $7 + 6 =$

(31) $14 - 8 =$

(32) $5 + 4 =$

(33) $3 \times 4 =$

(34) $9 \times 3 =$

(35) $3 - 1 =$

(36) $6 + 6 =$

(37) $10 - 3 =$

(38) $4 \times 5 =$

(39) $2 + 1 =$

(40) $18 - 9 =$

(41) $2 \times 7 =$

(42) $9 + 2 =$

(43) $8 - 7 =$

(44) $4 + 3 =$

(45) $7 \times 9 =$

(46) $11 - 8 =$

(47) $5 \times 6 =$

(48) $6 + 9 =$

(49) $9 - 5 =$

(50) $2 + 6 =$

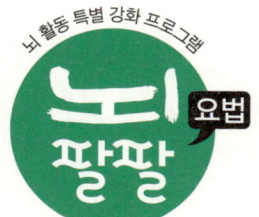

이름	날짜	시간
	월 일	시 분 초~ 시 분 초

제44을

※ 다음 계산을 하시오.

(1) 13 − 5 =

(2) 4 × 8 =

(3) 4 + 6 =

(4) 6 − 4 =

(5) 9 × 3 =

(6) 2 × 4 =

(7) 8 + 7 =

(8) 10 − 2 =

(9) 2 + 7 =

(10) 5 × 7 =

(11) 4 + 9 =

(12) 9 − 4 =

(13) 0 × 2 =

(14) 6 + 1 =

(15) 14 − 7 =

(16) 6 × 6 =

(17) 8 + 5 =

(18) 7 − 1 =

(19) 8 × 2 =

(20) 3 + 4 =

(21) 11 − 6 =

(22) 4 + 8 =

(23) 3 × 5 =

(24) 15 − 9 =

제44일

(25) $8 \times 5 =$ ☐

(26) $12 - 6 =$ ☐

(27) $1 + 3 =$ ☐

(28) $5 \times 3 =$ ☐

(29) $7 - 5 =$ ☐

(30) $7 + 5 =$ ☐

(31) $2 \times 6 =$ ☐

(32) $9 + 1 =$ ☐

(33) $14 - 5 =$ ☐

(34) $9 - 2 =$ ☐

(35) $7 \times 4 =$ ☐

(36) $5 + 3 =$ ☐

(37) $10 - 6 =$ ☐

(38) $4 + 7 =$ ☐

(39) $4 \times 2 =$ ☐

(40) $6 + 8 =$ ☐

(41) $4 - 0 =$ ☐

(42) $6 \times 7 =$ ☐

(43) $4 + 2 =$ ☐

(44) $13 - 4 =$ ☐

(45) $9 + 8 =$ ☐

(46) $3 \times 9 =$ ☐

(47) $3 - 2 =$ ☐

(48) $11 - 9 =$ ☐

(49) $9 \times 8 =$ ☐

(50) $1 + 7 =$ ☐

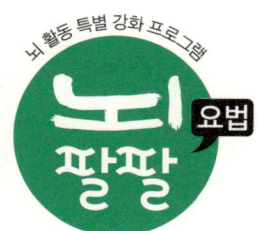

제45일

이름	날짜	시간
	월 일	시 분 초 ~ 시 분 초

※ 다음 계산을 하시오.

(1) 9 + 5 =

(2) 14 − 9 =

(3) 6 + 3 =

(4) 9 × 5 =

(5) 10 − 5 =

(6) 5 + 5 =

(7) 7 − 4 =

(8) 4 × 6 =

(9) 7 × 9 =

(10) 12 − 9 =

(11) 9 + 7 =

(12) 2 × 2 =

(13) 2 − 1 =

(14) 5 × 3 =

(15) 3 × 8 =

(16) 9 − 3 =

(17) 3 + 3 =

(18) 2 + 9 =

(19) 13 − 7 =

(20) 8 + 6 =

(21) 6 × 4 =

(22) 11 − 2 =

(23) 1 + 8 =

(24) 8 × 7 =

제45일

(25) $2 \times 7 =$
(26) $10 - 1 =$
(27) $9 + 9 =$
(28) $5 - 3 =$
(29) $5 \times 9 =$
(30) $3 + 5 =$
(31) $8 - 4 =$
(32) $8 + 3 =$
(33) $9 \times 6 =$
(34) $3 \times 3 =$
(35) $15 - 8 =$
(36) $4 + 1 =$
(37) $9 - 8 =$

(38) $7 \times 5 =$
(39) $11 - 7 =$
(40) $6 + 7 =$
(41) $2 + 0 =$
(42) $6 - 1 =$
(43) $4 \times 2 =$
(44) $3 + 9 =$
(45) $15 - 7 =$
(46) $1 \times 5 =$
(47) $12 - 5 =$
(48) $9 + 6 =$
(49) $5 + 2 =$
(50) $8 \times 4 =$

제9주
뇌 활성화 운동

| 이름 | | 날짜 | 월 | 일 |

수 세기 테스트

● 1부터 100까지 소리 내어 가능한 한 빨리 세어 보고, 소요 시간을 적으시오.

소요 시간 ☐ 분 ☐ 초

낱말 기억력 테스트

● 다음 낱말을 3분 동안 기억한 후, 뒷장으로 넘기시오.

거미	병아리	청어
갈매기	솔개	골뱅이
모기	다슬기	대하
산토끼	공작	침팬지
오리	잠자리	피라미

● 앞장에서 기억한 낱말을 순서에 관계없이 아래의 □ 안에 3분 동안 써 보시오. 기억이 나지 않는다고 절대로 앞장으로 넘기지 마시오.

기억한 낱말 수 □ 개

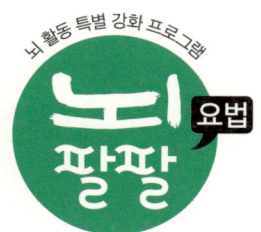

제46일

이름	날짜	시간
	월 일	시 분 초 ~ 시 분 초

※ 다음 계산을 하시오.

(1) 9 − 9 =

(2) 4 × 9 =

(3) 3 + 2 =

(4) 11 − 3 =

(5) 6 × 8 =

(6) 7 + 4 =

(7) 15 − 9 =

(8) 9 × 2 =

(9) 9 + 5 =

(10) 10 − 1 =

(11) 7 + 1 =

(12) 3 × 6 =

(13) 6 − 3 =

(14) 5 + 7 =

(15) 5 × 4 =

(16) 12 − 5 =

(17) 9 + 9 =

(18) 7 × 7 =

(19) 11 − 8 =

(20) 4 + 4 =

(21) 8 × 5 =

(22) 7 − 5 =

(23) 2 × 3 =

(24) 1 + 9 =

제46일

(25) $7 + 2 =$ ☐

(26) $5 \times 5 =$ ☐

(27) $7 - 1 =$ ☐

(28) $5 + 6 =$ ☐

(29) $13 - 9 =$ ☐

(30) $3 \times 4 =$ ☐

(31) $8 + 7 =$ ☐

(32) $8 - 3 =$ ☐

(33) $3 + 1 =$ ☐

(34) $10 - 8 =$ ☐

(35) $8 + 2 =$ ☐

(36) $8 \times 9 =$ ☐

(37) $2 \times 6 =$ ☐

(38) $14 - 6 =$ ☐

(39) $5 + 8 =$ ☐

(40) $7 \times 3 =$ ☐

(41) $9 - 5 =$ ☐

(42) $1 + 5 =$ ☐

(43) $12 - 7 =$ ☐

(44) $9 \times 8 =$ ☐

(45) $9 + 3 =$ ☐

(46) $17 - 8 =$ ☐

(47) $3 \times 0 =$ ☐

(48) $6 \times 2 =$ ☐

(49) $4 - 3 =$ ☐

(50) $2 + 2 =$ ☐

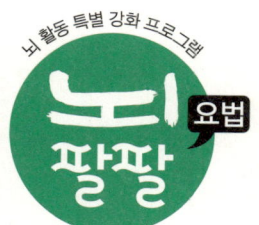

※ 다음 계산을 하시오.

(1) 7 × 8 =

(2) 6 + 7 =

(3) 12 − 3 =

(4) 6 − 2 =

(5) 1 + 4 =

(6) 3 × 2 =

(7) 8 × 4 =

(8) 7 + 3 =

(9) 17 − 9 =

(10) 8 + 4 =

(11) 2 × 9 =

(12) 10 − 7 =

(13) 6 + 2 =

(14) 9 × 7 =

(15) 9 − 1 =

(16) 15 − 8 =

(17) 4 × 3 =

(18) 3 + 8 =

(19) 8 − 6 =

(20) 8 × 1 =

(21) 9 + 6 =

(22) 11 − 5 =

(23) 2 + 5 =

(24) 6 × 5 =

제47일

(25) $11 - 7 =$ ☐

(26) $4 + 6 =$ ☐

(27) $7 \times 4 =$ ☐

(28) $2 \times 8 =$ ☐

(29) $5 - 4 =$ ☐

(30) $1 + 1 =$ ☐

(31) $7 - 2 =$ ☐

(32) $6 \times 3 =$ ☐

(33) $6 + 8 =$ ☐

(34) $13 - 5 =$ ☐

(35) $2 + 4 =$ ☐

(36) $4 \times 7 =$ ☐

(37) $10 - 3 =$ ☐

(38) $6 + 6 =$ ☐

(39) $9 \times 9 =$ ☐

(40) $3 - 1 =$ ☐

(41) $4 + 5 =$ ☐

(42) $16 - 7 =$ ☐

(43) $3 \times 5 =$ ☐

(44) $9 + 2 =$ ☐

(45) $9 - 6 =$ ☐

(46) $0 + 7 =$ ☐

(47) $8 \times 6 =$ ☐

(48) $14 - 9 =$ ☐

(49) $8 + 9 =$ ☐

(50) $5 \times 2 =$ ☐

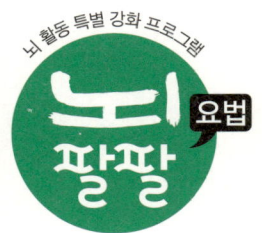

	이름	날짜	시간
		월 일	시 분 초~ 시 분 초

제48일

※ 다음 계산을 하시오.

(1) 10 − 2 =

(2) 13 − 4 =

(3) 2 × 5 =

(4) 9 × 2 =

(5) 3 + 6 =

(6) 7 + 5 =

(7) 6 × 8 =

(8) 9 − 8 =

(9) 2 + 9 =

(10) 5 × 6 =

(11) 14 − 7 =

(12) 3 + 3 =

(13) 5 − 0 =

(14) 4 × 4 =

(15) 16 − 8 =

(16) 7 + 8 =

(17) 8 × 3 =

(18) 7 × 9 =

(19) 8 + 1 =

(20) 11 − 6 =

(21) 3 × 7 =

(22) 7 + 7 =

(23) 6 + 4 =

(24) 7 − 3 =

제48일

(25) $12 - 9 =$

(26) $1 + 2 =$

(27) $6 + 5 =$

(28) $6 - 4 =$

(29) $3 \times 3 =$

(30) $9 \times 7 =$

(31) $5 + 3 =$

(32) $11 - 2 =$

(33) $5 \times 9 =$

(34) $9 + 4 =$

(35) $8 - 1 =$

(36) $3 + 7 =$

(37) $8 \times 6 =$

(38) $0 \times 4 =$

(39) $10 - 9 =$

(40) $5 + 1 =$

(41) $7 \times 2 =$

(42) $7 - 6 =$

(43) $8 + 8 =$

(44) $12 - 8 =$

(45) $2 \times 8 =$

(46) $4 + 8 =$

(47) $13 - 7 =$

(48) $3 + 4 =$

(49) $6 \times 4 =$

(50) $8 - 5 =$

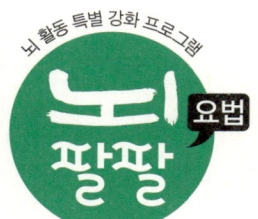

제49일

이름	날짜	시간
	월 일	시 분 초~ 시 분 초

※ 다음 계산을 하시오.

(1) 2 + 8 =

(2) 3 × 7 =

(3) 12 − 4 =

(4) 5 + 0 =

(5) 15 − 6 =

(6) 8 × 9 =

(7) 9 + 7 =

(8) 6 − 5 =

(9) 4 × 5 =

(10) 5 + 9 =

(11) 7 × 3 =

(12) 11 − 9 =

(13) 2 × 2 =

(14) 7 + 2 =

(15) 10 − 4 =

(16) 9 × 4 =

(17) 8 + 5 =

(18) 4 − 1 =

(19) 5 × 8 =

(20) 14 − 8 =

(21) 4 + 7 =

(22) 6 × 6 =

(23) 8 − 2 =

(24) 1 + 8 =

제49일

(25) $8 \times 8 =$ ☐

(26) $7 + 6 =$ ☐

(27) $16 - 9 =$ ☐

(28) $5 \times 5 =$ ☐

(29) $2 + 1 =$ ☐

(30) $9 - 4 =$ ☐

(31) $8 + 3 =$ ☐

(32) $4 \times 6 =$ ☐

(33) $5 - 1 =$ ☐

(34) $3 + 6 =$ ☐

(35) $3 \times 2 =$ ☐

(36) $10 - 6 =$ ☐

(37) $5 + 5 =$ ☐

(38) $13 - 8 =$ ☐

(39) $2 \times 9 =$ ☐

(40) $8 - 7 =$ ☐

(41) $6 + 9 =$ ☐

(42) $6 + 2 =$ ☐

(43) $4 - 2 =$ ☐

(44) $3 + 9 =$ ☐

(45) $9 \times 3 =$ ☐

(46) $1 \times 4 =$ ☐

(47) $11 - 4 =$ ☐

(48) $7 \times 7 =$ ☐

(49) $2 + 2 =$ ☐

(50) $14 - 5 =$ ☐

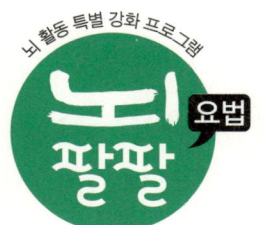

제50일

이름	날짜	시간
	월 일	시 분 초 ~ 시 분 초

※ 다음 계산을 하시오.

(1)　$5 \times 4 =$

(2)　$1 + 3 =$

(3)　$3 - 1 =$

(4)　$5 + 5 =$

(5)　$3 \times 6 =$

(6)　$11 - 2 =$

(7)　$4 + 9 =$

(8)　$4 \times 9 =$

(9)　$13 - 6 =$

(10)　$4 + 4 =$

(11)　$9 - 2 =$

(12)　$7 \times 8 =$

(13)　$9 + 1 =$

(14)　$10 - 9 =$

(15)　$2 \times 5 =$

(16)　$8 \times 2 =$

(17)　$12 - 4 =$

(18)　$7 + 9 =$

(19)　$5 - 2 =$

(20)　$6 \times 7 =$

(21)　$3 + 2 =$

(22)　$7 + 5 =$

(23)　$9 \times 0 =$

(24)　$15 - 7 =$

제50일

(25) $8 - 4 =$

(26) $4 + 1 =$

(27) $4 \times 2 =$

(28) $7 + 6 =$

(29) $6 \times 9 =$

(30) $11 - 8 =$

(31) $2 \times 4 =$

(32) $2 + 5 =$

(33) $18 - 9 =$

(34) $5 \times 7 =$

(35) $4 + 7 =$

(36) $3 - 2 =$

(37) $2 + 8 =$

(38) $8 \times 3 =$

(39) $10 - 5 =$

(40) $4 + 5 =$

(41) $7 \times 5 =$

(42) $9 - 7 =$

(43) $9 + 8 =$

(44) $12 - 6 =$

(45) $3 \times 8 =$

(46) $1 + 6 =$

(47) $14 - 7 =$

(48) $8 + 6 =$

(49) $9 \times 6 =$

(50) $6 - 6 =$

제10주
뇌 활성화 운동

| 이름 | | 날짜 | 월 일 |

수 세기 테스트

● 1부터 100까지 소리 내어 가능한 한 빨리 세어 보고, 소요 시간을 적으시오.

소요 시간 [ ] 분 [ ] 초

낱말 기억력 테스트

● 다음 낱말을 3분 동안 기억한 후, 뒷장으로 넘기시오.

기린	개구리	개
도다리	상어	부엉이
말	코브라	홍합
망둑어	민어	볏
전갈	쥐	얼룩말

● 앞장에서 기억한 낱말을 순서에 관계없이 아래의 □ 안에 3분 동안 써 보시오. 기억이 나지 않는다고 절대로 앞장으로 넘기지 마시오.

기억한 낱말 수 ☐ 개

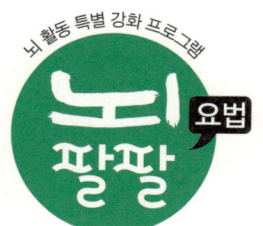

제51일

이름	날짜	시간
	월 일	시 분 초~ 시 분 초

※ 다음 계산을 하시오.

(1) 6 + 5 =

(2) 18 − 9 =

(3) 9 × 5 =

(4) 4 × 8 =

(5) 11 − 4 =

(6) 2 + 6 =

(7) 6 − 1 =

(8) 7 + 3 =

(9) 2 × 3 =

(10) 7 × 6 =

(11) 10 − 2 =

(12) 9 + 6 =

(13) 3 × 4 =

(14) 13 − 6 =

(15) 1 + 5 =

(16) 6 × 2 =

(17) 8 − 2 =

(18) 7 + 7 =

(19) 5 × 9 =

(20) 9 − 8 =

(21) 3 + 8 =

(22) 8 × 7 =

(23) 12 − 8 =

(24) 0 + 3 =

제51일

(25) $7 - 4 =$ ☐

(26) $5 \times 3 =$ ☐

(27) $2 + 9 =$ ☐

(28) $11 - 5 =$ ☐

(29) $4 + 3 =$ ☐

(30) $3 \times 6 =$ ☐

(31) $8 - 6 =$ ☐

(32) $8 \times 5 =$ ☐

(33) $8 + 4 =$ ☐

(34) $16 - 8 =$ ☐

(35) $1 + 1 =$ ☐

(36) $10 - 8 =$ ☐

(37) $4 \times 4 =$ ☐

(38) $6 - 2 =$ ☐

(39) $5 + 8 =$ ☐

(40) $6 \times 8 =$ ☐

(41) $13 - 4 =$ ☐

(42) $2 + 4 =$ ☐

(43) $9 \times 9 =$ ☐

(44) $2 \times 7 =$ ☐

(45) $2 - 1 =$ ☐

(46) $8 + 8 =$ ☐

(47) $4 + 6 =$ ☐

(48) $5 \times 1 =$ ☐

(49) $14 - 9 =$ ☐

(50) $6 + 3 =$ ☐

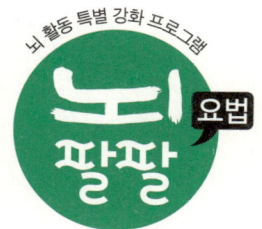

제52일

이름	날짜	시간
	월 일	시 분 초 ~ 시 분 초

※ 다음 계산을 하시오.

(1) 6 − 5 =

(2) 5 + 4 =

(3) 0 × 5 =

(4) 11 − 3 =

(5) 2 × 8 =

(6) 9 + 5 =

(7) 16 − 9 =

(8) 9 × 4 =

(9) 3 + 9 =

(10) 10 − 7 =

(11) 6 × 6 =

(12) 2 + 3 =

(13) 8 + 2 =

(14) 7 − 3 =

(15) 5 × 3 =

(16) 3 + 1 =

(17) 12 − 7 =

(18) 8 × 2 =

(19) 14 − 5 =

(20) 7 × 7 =

(21) 8 + 7 =

(22) 4 − 1 =

(23) 5 + 6 =

(24) 4 × 5 =

제52일

(25) $3 + 5 = \square$

(26) $13 - 7 = \square$

(27) $3 \times 7 = \square$

(28) $8 + 3 = \square$

(29) $7 - 0 = \square$

(30) $6 + 7 = \square$

(31) $9 \times 8 = \square$

(32) $12 - 5 = \square$

(33) $5 \times 2 = \square$

(34) $6 + 1 = \square$

(35) $13 - 9 = \square$

(36) $7 \times 5 = \square$

(37) $4 - 2 = \square$

(38) $3 + 7 = \square$

(39) $10 - 1 = \square$

(40) $6 + 6 = \square$

(41) $4 \times 3 = \square$

(42) $8 \times 6 = \square$

(43) $1 + 4 = \square$

(44) $8 - 3 = \square$

(45) $9 + 7 = \square$

(46) $15 - 7 = \square$

(47) $6 \times 4 = \square$

(48) $5 + 2 = \square$

(49) $9 - 3 = \square$

(50) $2 \times 9 = \square$

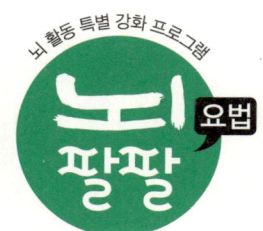

제53일

이름	날짜	시간
	월 일	시 분 초 ~ 시 분 초

※ 다음 계산을 하시오.

(1) 2 × 6 =

(2) 15 − 9 =

(3) 5 + 7 =

(4) 4 × 3 =

(5) 8 + 9 =

(6) 10 − 6 =

(7) 7 × 2 =

(8) 7 + 1 =

(9) 9 − 1 =

(10) 9 × 5 =

(11) 4 + 9 =

(12) 14 − 6 =

(13) 2 + 7 =

(14) 3 × 4 =

(15) 11 − 9 =

(16) 9 + 1 =

(17) 6 × 7 =

(18) 7 − 6 =

(19) 6 + 8 =

(20) 12 − 3 =

(21) 8 × 9 =

(22) 2 + 5 =

(23) 6 − 4 =

(24) 1 × 7 =

제53일

(25) $7 + 4 =$ ☐

(26) $5 \times 5 =$ ☐

(27) $7 - 5 =$ ☐

(28) $4 + 2 =$ ☐

(29) $12 - 6 =$ ☐

(30) $7 \times 8 =$ ☐

(31) $6 + 9 =$ ☐

(32) $11 - 7 =$ ☐

(33) $9 + 0 =$ ☐

(34) $3 \times 9 =$ ☐

(35) $8 \times 4 =$ ☐

(36) $5 - 1 =$ ☐

(37) $8 + 5 =$ ☐

(38) $10 - 3 =$ ☐

(39) $6 \times 3 =$ ☐

(40) $1 + 2 =$ ☐

(41) $16 - 7 =$ ☐

(42) $2 \times 2 =$ ☐

(43) $9 - 6 =$ ☐

(44) $9 + 3 =$ ☐

(45) $13 - 8 =$ ☐

(46) $9 \times 6 =$ ☐

(47) $5 + 3 =$ ☐

(48) $3 - 2 =$ ☐

(49) $9 + 9 =$ ☐

(50) $4 \times 7 =$ ☐

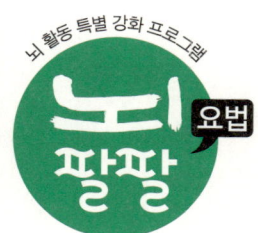

제54일

이름	날짜	시간
	월 일	시 분 초~ 시 분 초

※ 다음 계산을 하시오.

(1) 9 + 4 =

(2) 5 × 8 =

(3) 15 − 8 =

(4) 6 + 2 =

(5) 8 − 7 =

(6) 3 × 2 =

(7) 10 − 4 =

(8) 1 + 9 =

(9) 7 × 4 =

(10) 9 + 8 =

(11) 17 − 9 =

(12) 8 × 7 =

(13) 3 − 3 =

(14) 8 + 1 =

(15) 4 × 6 =

(16) 4 + 8 =

(17) 11 − 6 =

(18) 8 + 6 =

(19) 9 × 3 =

(20) 13 − 5 =

(21) 2 + 4 =

(22) 2 × 5 =

(23) 6 × 9 =

(24) 6 − 3 =

제54일

(25) $3 \times 9 =$ ☐
(26) $17 - 8 =$ ☐
(27) $5 + 1 =$ ☐
(28) $8 \times 6 =$ ☐
(29) $5 - 3 =$ ☐
(30) $7 + 8 =$ ☐
(31) $12 - 9 =$ ☐
(32) $5 \times 2 =$ ☐
(33) $9 + 2 =$ ☐
(34) $9 - 4 =$ ☐
(35) $3 + 6 =$ ☐
(36) $1 \times 0 =$ ☐
(37) $15 - 6 =$ ☐

(38) $7 + 9 =$ ☐
(39) $4 - 3 =$ ☐
(40) $9 \times 8 =$ ☐
(41) $2 + 2 =$ ☐
(42) $10 - 5 =$ ☐
(43) $6 \times 5 =$ ☐
(44) $6 + 4 =$ ☐
(45) $14 - 8 =$ ☐
(46) $4 \times 4 =$ ☐
(47) $7 \times 3 =$ ☐
(48) $5 + 9 =$ ☐
(49) $8 - 1 =$ ☐
(50) $1 + 7 =$ ☐

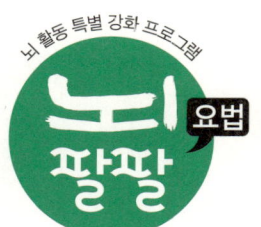

제55일

이름	날짜	시간
	월 일	시 분 초~ 시 분 초

※ 다음 계산을 하시오.

(1) 9 × 1 =

(2) 2 + 6 =

(3) 9 − 5 =

(4) 4 × 2 =

(5) 9 + 2 =

(6) 11 − 6 =

(7) 9 × 7 =

(8) 5 + 8 =

(9) 17 − 9 =

(10) 2 + 3 =

(11) 2 × 4 =

(12) 7 − 2 =

(13) 8 × 5 =

(14) 10 − 8 =

(15) 9 + 6 =

(16) 12 − 5 =

(17) 3 × 8 =

(18) 1 + 5 =

(19) 3 + 7 =

(20) 7 × 9 =

(21) 5 − 4 =

(22) 7 + 5 =

(23) 15 − 7 =

(24) 6 × 3 =

제55일

(25) $5 \times 4 =$ ☐
(26) $9 - 7 =$ ☐
(27) $8 + 6 =$ ☐
(28) $14 - 8 =$ ☐
(29) $3 \times 3 =$ ☐
(30) $2 + 1 =$ ☐
(31) $10 - 4 =$ ☐
(32) $5 + 6 =$ ☐
(33) $9 \times 2 =$ ☐
(34) $4 + 3 =$ ☐
(35) $7 - 1 =$ ☐
(36) $3 + 9 =$ ☐
(37) $7 \times 6 =$ ☐

(38) $11 - 2 =$ ☐
(39) $0 + 5 =$ ☐
(40) $4 \times 9 =$ ☐
(41) $16 - 7 =$ ☐
(42) $8 + 2 =$ ☐
(43) $5 - 2 =$ ☐
(44) $8 \times 8 =$ ☐
(45) $6 \times 5 =$ ☐
(46) $13 - 9 =$ ☐
(47) $9 + 9 =$ ☐
(48) $2 \times 7 =$ ☐
(49) $8 - 5 =$ ☐
(50) $5 + 4 =$ ☐

제11주
뇌 활성화 운동

| 이름 | | 날짜 | 월 | 일 |

수 세기 테스트

- 1부터 100까지 소리 내어 가능한 한 빨리 세어 보고, 소요 시간을 적으시오.

소요 시간 [ ] 분 [ ] 초

낱말 기억력 테스트

- 다음 낱말을 3분 동안 기억한 후, 뒷장으로 넘기시오.

포	대게	강아지
도마뱀	꿩	물범
새우	물방개	비둘기
새	족제비	누
홍학	흰고래	연어

- 앞장에서 기억한 낱말을 순서에 관계없이 아래의 ☐ 안에 3분 동안 써 보시오. 기억이 나지 않는다고 절대로 앞장으로 넘기지 마시오.

기억한 낱말 수 ☐ 개

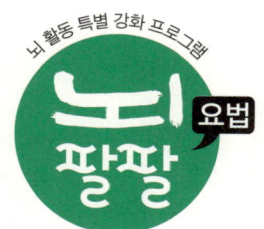

제56일

이름	날짜	시간
	월 일	시 분 초 ~ 시 분 초

※ 다음 계산을 하시오.

(1) 13 − 6 =

(2) 8 × 4 =

(3) 6 + 6 =

(4) 1 + 2 =

(5) 6 × 2 =

(6) 5 − 3 =

(7) 8 + 9 =

(8) 4 × 7 =

(9) 11 − 7 =

(10) 7 + 4 =

(11) 14 − 9 =

(12) 2 × 3 =

(13) 2 − 0 =

(14) 7 × 8 =

(15) 3 + 3 =

(16) 5 × 6 =

(17) 10 − 3 =

(18) 1 + 9 =

(19) 3 × 5 =

(20) 9 + 4 =

(21) 16 − 8 =

(22) 9 × 9 =

(23) 7 + 2 =

(24) 9 − 4 =

제56일

(25) $11 - 5 =$ ☐

(26) $2 \times 4 =$ ☐

(27) $3 + 5 =$ ☐

(28) $7 - 6 =$ ☐

(29) $6 + 4 =$ ☐

(30) $4 \times 8 =$ ☐

(31) $7 \times 3 =$ ☐

(32) $18 - 9 =$ ☐

(33) $7 + 8 =$ ☐

(34) $9 - 2 =$ ☐

(35) $5 \times 7 =$ ☐

(36) $4 + 1 =$ ☐

(37) $10 - 7 =$ ☐

(38) $3 \times 2 =$ ☐

(39) $3 + 8 =$ ☐

(40) $6 - 3 =$ ☐

(41) $8 \times 9 =$ ☐

(42) $5 + 9 =$ ☐

(43) $12 - 3 =$ ☐

(44) $1 + 7 =$ ☐

(45) $6 \times 6 =$ ☐

(46) $8 + 4 =$ ☐

(47) $5 - 1 =$ ☐

(48) $5 + 2 =$ ☐

(49) $0 \times 8 =$ ☐

(50) $13 - 8 =$ ☐

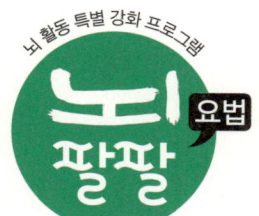

※ 다음 계산을 하시오.

(1) 3 + 2 =
(2) 13 − 5 =
(3) 6 × 9 =
(4) 7 + 3 =
(5) 10 − 9 =
(6) 4 × 8 =
(7) 6 + 7 =
(8) 3 − 1 =
(9) 9 × 5 =
(10) 14 − 5 =
(11) 2 × 3 =
(12) 8 + 8 =

(13) 5 × 4 =
(14) 17 − 8 =
(15) 7 + 0 =
(16) 4 + 8 =
(17) 9 − 5 =
(18) 8 × 2 =
(19) 1 + 6 =
(20) 12 − 8 =
(21) 3 × 6 =
(22) 4 − 3 =
(23) 7 × 7 =
(24) 2 + 9 =

제57일

(25) $9 + 3 =$ ☐

(26) $8 - 2 =$ ☐

(27) $1 \times 6 =$ ☐

(28) $11 - 8 =$ ☐

(29) $9 \times 6 =$ ☐

(30) $3 + 1 =$ ☐

(31) $7 - 4 =$ ☐

(32) $3 \times 3 =$ ☐

(33) $15 - 9 =$ ☐

(34) $5 \times 7 =$ ☐

(35) $2 + 8 =$ ☐

(36) $9 - 8 =$ ☐

(37) $4 + 4 =$ ☐

(38) $6 + 5 =$ ☐

(39) $7 \times 2 =$ ☐

(40) $10 - 2 =$ ☐

(41) $7 + 7 =$ ☐

(42) $8 \times 8 =$ ☐

(43) $6 - 1 =$ ☐

(44) $3 + 4 =$ ☐

(45) $14 - 7 =$ ☐

(46) $2 \times 9 =$ ☐

(47) $8 + 7 =$ ☐

(48) $12 - 6 =$ ☐

(49) $2 + 7 =$ ☐

(50) $4 \times 5 =$ ☐

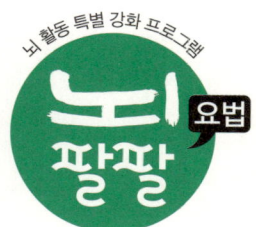

제58일

이름	날짜	시간
	월 일	시 분 초 ~ 시 분 초

※ 다음 계산을 하시오.

(1) 9 − 1 =

(2) 5 + 5 =

(3) 8 × 0 =

(4) 4 + 7 =

(5) 12 − 4 =

(6) 4 × 7 =

(7) 5 + 1 =

(8) 10 − 6 =

(9) 6 × 8 =

(10) 2 × 5 =

(11) 6 + 8 =

(12) 16 − 9 =

(13) 7 × 6 =

(14) 4 + 5 =

(15) 7 − 5 =

(16) 9 + 7 =

(17) 5 × 9 =

(18) 13 − 7 =

(19) 9 × 2 =

(20) 8 + 5 =

(21) 11 − 4 =

(22) 6 + 2 =

(23) 3 × 4 =

(24) 8 − 3 =

제58일

(25) $15 - 6 =$ ☐

(26) $6 + 3 =$ ☐

(27) $5 - 4 =$ ☐

(28) $3 \times 9 =$ ☐

(29) $9 + 1 =$ ☐

(30) $11 - 9 =$ ☐

(31) $4 + 9 =$ ☐

(32) $4 + 2 =$ ☐

(33) $7 \times 5 =$ ☐

(34) $6 - 2 =$ ☐

(35) $5 \times 3 =$ ☐

(36) $8 + 3 =$ ☐

(37) $9 \times 8 =$ ☐

(38) $1 + 8 =$ ☐

(39) $14 - 6 =$ ☐

(40) $4 \times 2 =$ ☐

(41) $9 - 6 =$ ☐

(42) $5 + 7 =$ ☐

(43) $6 \times 4 =$ ☐

(44) $8 \times 7 =$ ☐

(45) $12 - 7 =$ ☐

(46) $8 - 8 =$ ☐

(47) $2 \times 6 =$ ☐

(48) $1 + 1 =$ ☐

(49) $6 + 9 =$ ☐

(50) $10 - 1 =$ ☐

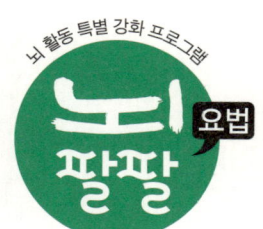

제59일

이름	날짜	시간
	월 일	시 분 초 ~ 시 분 초

※ 다음 계산을 하시오.

(1) 2 × 8 =

(2) 10 − 5 =

(3) 1 + 4 =

(4) 15 − 9 =

(5) 9 × 9 =

(6) 7 − 2 =

(7) 9 + 5 =

(8) 6 × 7 =

(9) 7 + 9 =

(10) 8 + 4 =

(11) 13 − 4 =

(12) 5 × 2 =

(13) 4 + 3 =

(14) 2 − 1 =

(15) 3 × 5 =

(16) 11 − 3 =

(17) 9 + 9 =

(18) 8 × 3 =

(19) 7 + 3 =

(20) 16 − 7 =

(21) 4 × 6 =

(22) 7 × 4 =

(23) 0 + 6 =

(24) 8 − 4 =

제59일

(25) $2 + 9 =$ ☐

(26) $3 \times 7 =$ ☐

(27) $15 - 8 =$ ☐

(28) $7 + 1 =$ ☐

(29) $5 \times 8 =$ ☐

(30) $11 - 7 =$ ☐

(31) $9 + 8 =$ ☐

(32) $6 - 5 =$ ☐

(33) $7 \times 9 =$ ☐

(34) $3 \times 1 =$ ☐

(35) $6 + 3 =$ ☐

(36) $12 - 9 =$ ☐

(37) $4 + 6 =$ ☐

(38) $4 \times 5 =$ ☐

(39) $8 - 1 =$ ☐

(40) $7 + 8 =$ ☐

(41) $9 \times 4 =$ ☐

(42) $10 - 3 =$ ☐

(43) $3 + 5 =$ ☐

(44) $5 - 2 =$ ☐

(45) $6 \times 3 =$ ☐

(46) $7 + 6 =$ ☐

(47) $13 - 5 =$ ☐

(48) $5 \times 8 =$ ☐

(49) $9 - 7 =$ ☐

(50) $3 + 3 =$ ☐

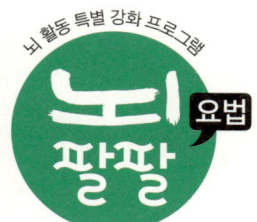

이름	날짜	시간
	월 일	시 분 초 ~ 시 분 초

제60일

※ 다음 계산을 하시오.

(1) 12 − 4 =

(2) 9 × 7 =

(3) 7 + 5 =

(4) 4 × 3 =

(5) 3 + 2 =

(6) 8 − 6 =

(7) 7 × 5 =

(8) 13 − 9 =

(9) 5 + 5 =

(10) 2 × 4 =

(11) 8 + 8 =

(12) 10 − 4 =

(13) 8 + 1 =

(14) 6 × 2 =

(15) 4 − 1 =

(16) 0 × 9 =

(17) 5 + 6 =

(18) 14 − 7 =

(19) 8 + 3 =

(20) 5 × 6 =

(21) 11 − 8 =

(22) 2 + 6 =

(23) 9 − 3 =

(24) 8 × 8 =

제60일

(25) $4 \times 9 = \square$

(26) $7 - 3 = \square$

(27) $5 + 4 = \square$

(28) $7 \times 7 = \square$

(29) $13 - 8 = \square$

(30) $8 \times 4 = \square$

(31) $4 - 2 = \square$

(32) $6 + 9 = \square$

(33) $12 - 6 = \square$

(34) $2 + 5 = \square$

(35) $6 - 0 = \square$

(36) $2 \times 2 = \square$

(37) $4 + 7 = \square$

(38) $15 - 6 = \square$

(39) $5 \times 5 = \square$

(40) $6 + 1 = \square$

(41) $8 - 7 = \square$

(42) $3 \times 8 = \square$

(43) $9 + 4 = \square$

(44) $18 - 9 = \square$

(45) $8 + 2 = \square$

(46) $9 \times 3 = \square$

(47) $1 + 3 = \square$

(48) $10 - 8 = \square$

(49) $6 \times 6 = \square$

(50) $7 + 7 = \square$

제12주
뇌 활성화 운동

| 이름 | | 날짜 | 월 일 |

수 세기 테스트

- 1부터 100까지 소리 내어 가능한 한 빨리 세어 보고, 소요 시간을 적으시오.

소요 시간 ☐ 분 ☐ 초

낱말 기억력 테스트

- 다음 낱말을 3분 동안 기억한 후, 뒷장으로 넘기시오.

고등어	북극곰	맹꽁이
코알라	두루미	사마귀
버들치	가물치	올빼미
돌고래	소쩍새	원숭이
코뿔소	호박벌	고양이

● 앞장에서 기억한 낱말을 순서에 관계없이 아래의 ☐ 안에 3분 동안 써 보시오. 기억이 나지 않는다고 절대로 앞장으로 넘기지 마시오.

기억한 낱말 수 ☐ 개

★ 그동안 수고하셨습니다 ★

정답 수 평균 41~50문항	소요 시간 평균 5분 이내	정답 수 평균 40문항 이하	소요 시간 평균 5분 이상
다음 과정 교재를 구입해서 풀어 보십시오. 계산하는 습관을 유지하는 것이 매우 중요합니다.		본 교재를 다시 구입해서 또 한 번 풀어 보십시오. 반복 학습이야말로 최상의 학습 방법입니다.	

인지장애(치매) 예방을 위한 뇌 활동 특별 강화 프로그램

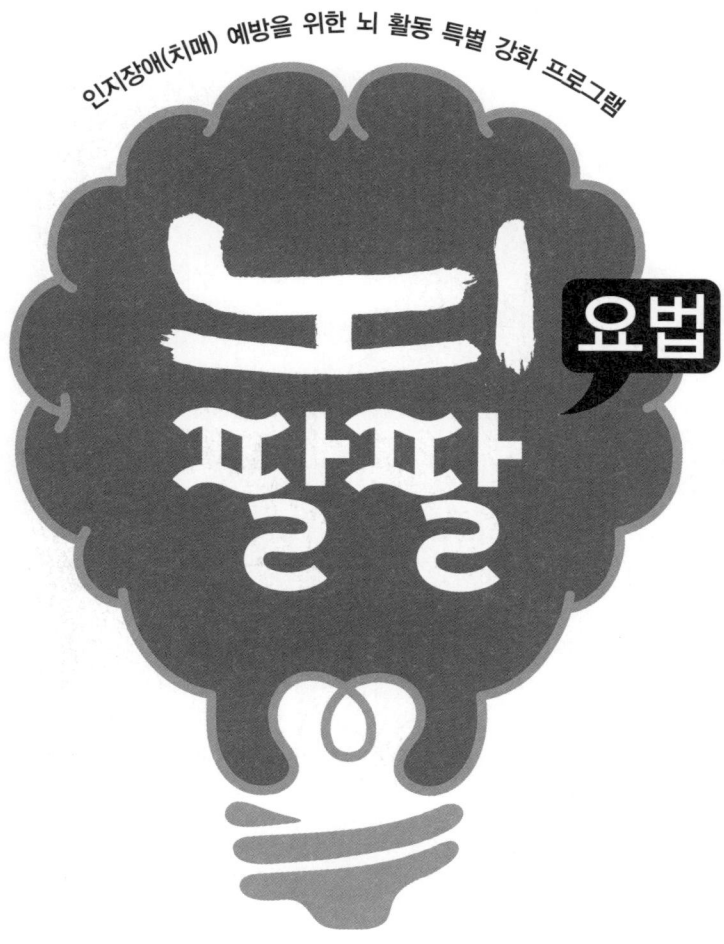

정답 및 기록지

인지장애(치매) 예방용 | 계산편 B형

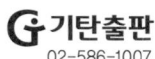
02-586-1007

뇌 활동 특별 강화 프로그램 뇌팔팔요법 정답

제1일

(1) 28 (2) 8 (3) 7 (4) 4 (5) 32
(6) 10 (7) 3 (8) 63 (9) 16 (10) 5
(11) 3 (12) 9 (13) 7 (14) 10 (15) 9
(16) 54 (17) 6 (18) 15 (19) 10 (20) 40
(21) 4 (22) 5 (23) 12 (24) 11 (25) 3
(26) 11 (27) 20 (28) 4 (29) 5 (30) 2
(31) 12 (32) 7 (33) 10 (34) 5 (35) 6
(36) 8 (37) 42 (38) 6 (39) 12 (40) 9
(41) 8 (42) 13 (43) 8 (44) 72 (45) 35
(46) 6 (47) 14 (48) 24 (49) 1 (50) 9

제2일

(1) 11 (2) 30 (3) 2 (4) 14 (5) 6
(6) 4 (7) 15 (8) 13 (9) 15 (10) 5
(11) 36 (12) 5 (13) 8 (14) 0 (15) 3
(16) 10 (17) 72 (18) 7 (19) 12 (20) 6
(21) 12 (22) 9 (23) 9 (24) 42 (25) 30
(26) 7 (27) 3 (28) 10 (29) 27 (30) 5
(31) 12 (32) 4 (33) 6 (34) 7 (35) 48
(36) 17 (37) 0 (38) 14 (39) 28 (40) 9
(41) 8 (42) 1 (43) 56 (44) 11 (45) 1
(46) 20 (47) 4 (48) 9 (49) 8 (50) 27

제3일

(1) 8 (2) 12 (3) 12 (4) 1 (5) 5
(6) 56 (7) 11 (8) 2 (9) 25 (10) 63
(11) 14 (12) 7 (13) 16 (14) 6 (15) 18
(16) 1 (17) 4 (18) 54 (19) 9 (20) 10
(21) 2 (22) 8 (23) 16 (24) 9 (25) 7
(26) 3 (27) 3 (28) 15 (29) 8 (30) 35
(31) 45 (32) 8 (33) 2 (34) 32 (35) 11
(36) 6 (37) 4 (38) 24 (39) 4 (40) 12
(41) 5 (42) 48 (43) 1 (44) 9 (45) 7
(46) 18 (47) 10 (48) 13 (49) 6 (50) 9

제4일

(1) 6 (2) 18 (3) 7 (4) 13 (5) 49
(6) 1 (7) 17 (8) 9 (9) 15 (10) 11
(11) 7 (12) 45 (13) 5 (14) 9 (15) 6
(16) 6 (17) 15 (18) 4 (19) 12 (20) 24
(21) 3 (22) 9 (23) 64 (24) 0 (25) 2
(26) 5 (27) 12 (28) 10 (29) 21 (30) 8
(31) 5 (32) 7 (33) 40 (34) 18 (35) 8
(36) 81 (37) 2 (38) 14 (39) 8 (40) 21
(41) 3 (42) 4 (43) 13 (44) 36 (45) 2
(46) 10 (47) 16 (48) 16 (49) 9 (50) 7

제5일

(1) 36 (2) 16 (3) 6 (4) 24 (5) 13
(6) 0 (7) 8 (8) 12 (9) 7 (10) 42
(11) 8 (12) 2 (13) 7 (14) 36 (15) 4
(16) 6 (17) 10 (18) 9 (19) 42 (20) 10
(21) 4 (22) 24 (23) 7 (24) 7 (25) 20
(26) 27 (27) 8 (28) 8 (29) 4 (30) 11
(31) 1 (32) 18 (33) 5 (34) 9 (35) 56
(36) 3 (37) 10 (38) 5 (39) 6 (40) 8
(41) 1 (42) 14 (43) 40 (44) 3 (45) 14
(46) 11 (47) 9 (48) 3 (49) 54 (50) 15

제6일

(1) 17 (2) 9 (3) 25 (4) 10 (5) 3
(6) 4 (7) 14 (8) 18 (9) 0 (10) 9
(11) 12 (12) 14 (13) 48 (14) 11 (15) 6
(16) 1 (17) 32 (18) 18 (19) 6 (20) 12
(21) 63 (22) 9 (23) 5 (24) 3 (25) 13
(26) 2 (27) 6 (28) 8 (29) 4 (30) 48
(31) 11 (32) 5 (33) 28 (34) 15 (35) 7
(36) 7 (37) 24 (38) 6 (39) 81 (40) 1
(41) 10 (42) 30 (43) 8 (44) 8 (45) 0
(46) 2 (47) 12 (48) 10 (49) 5 (50) 2

제7일

(1) 6	(2) 7	(3) 18	(4) 45	(5) 7
(6) 8	(7) 7	(8) 6	(9) 10	(10) 12
(11) 4	(12) 64	(13) 9	(14) 8	(15) 8
(16) 24	(17) 11	(18) 3	(19) 8	(20) 45
(21) 13	(22) 8	(23) 4	(24) 49	(25) 3
(26) 5	(27) 12	(28) 72	(29) 16	(30) 1
(31) 6	(32) 14	(33) 1	(34) 9	(35) 36
(36) 18	(37) 2	(38) 20	(39) 13	(40) 5
(41) 28	(42) 5	(43) 9	(44) 11	(45) 14
(46) 6	(47) 9	(48) 7	(49) 4	(50) 40

제8일

(1) 7	(2) 63	(3) 5	(4) 3	(5) 10
(6) 35	(7) 11	(8) 5	(9) 13	(10) 16
(11) 9	(12) 7	(13) 32	(14) 4	(15) 10
(16) 9	(17) 18	(18) 12	(19) 3	(20) 9
(21) 54	(22) 12	(23) 16	(24) 2	(25) 0
(26) 11	(27) 6	(28) 56	(29) 9	(30) 2
(31) 13	(32) 8	(33) 27	(34) 8	(35) 1
(36) 24	(37) 14	(38) 6	(39) 35	(40) 12
(41) 6	(42) 3	(43) 10	(44) 72	(45) 3
(46) 6	(47) 8	(48) 15	(49) 15	(50) 5

제9일

(1) 14	(2) 9	(3) 15	(4) 7	(5) 3
(6) 11	(7) 12	(8) 6	(9) 56	(10) 2
(11) 16	(12) 15	(13) 8	(14) 21	(15) 81
(16) 7	(17) 6	(18) 16	(19) 5	(20) 10
(21) 13	(22) 8	(23) 30	(24) 4	(25) 6
(26) 42	(27) 5	(28) 1	(29) 6	(30) 12
(31) 7	(32) 9	(33) 24	(34) 4	(35) 72
(36) 16	(37) 3	(38) 7	(39) 4	(40) 21
(41) 14	(42) 10	(43) 10	(44) 4	(45) 40
(46) 17	(47) 9	(48) 8	(49) 1	(50) 9

제10일

(1) 11	(2) 42	(3) 8	(4) 7	(5) 18
(6) 7	(7) 54	(8) 15	(9) 6	(10) 2
(11) 13	(12) 3	(13) 5	(14) 2	(15) 20
(16) 10	(17) 1	(18) 63	(19) 15	(20) 8
(21) 0	(22) 3	(23) 8	(24) 24	(25) 5
(26) 9	(27) 12	(28) 8	(29) 14	(30) 30
(31) 64	(32) 3	(33) 5	(34) 36	(35) 10
(36) 1	(37) 7	(38) 14	(39) 9	(40) 11
(41) 36	(42) 35	(43) 16	(44) 0	(45) 8
(46) 9	(47) 9	(48) 1	(49) 12	(50) 6

제11일

(1) 25	(2) 11	(3) 8	(4) 28	(5) 2
(6) 21	(7) 7	(8) 17	(9) 4	(10) 48
(11) 6	(12) 8	(13) 54	(14) 7	(15) 10
(16) 12	(17) 7	(18) 3	(19) 12	(20) 16
(21) 4	(22) 14	(23) 18	(24) 6	(25) 15
(26) 5	(27) 7	(28) 8	(29) 36	(30) 6
(31) 9	(32) 45	(33) 10	(34) 4	(35) 12
(36) 9	(37) 4	(38) 2	(39) 56	(40) 13
(41) 9	(42) 30	(43) 7	(44) 1	(45) 8
(46) 5	(47) 12	(48) 11	(49) 8	(50) 5

제12일

(1) 2	(2) 12	(3) 6	(4) 6	(5) 0
(6) 8	(7) 10	(8) 8	(9) 18	(10) 14
(11) 15	(12) 32	(13) 4	(14) 28	(15) 4
(16) 48	(17) 6	(18) 11	(19) 3	(20) 13
(21) 5	(22) 35	(23) 8	(24) 3	(25) 24
(26) 9	(27) 2	(28) 6	(29) 16	(30) 11
(31) 45	(32) 4	(33) 9	(34) 6	(35) 10
(36) 21	(37) 9	(38) 12	(39) 20	(40) 7
(41) 5	(42) 1	(43) 63	(44) 16	(45) 8
(46) 9	(47) 9	(48) 13	(49) 1	(50) 36

제13일

(1) 27 (2) 7 (3) 8 (4) 12 (5) 10
(6) 4 (7) 14 (8) 32 (9) 3 (10) 24
(11) 5 (12) 8 (13) 3 (14) 1 (15) 13
(16) 7 (17) 15 (18) 21 (19) 14 (20) 7
(21) 10 (22) 7 (23) 48 (24) 8 (25) 2
(26) 49 (27) 9 (28) 10 (29) 2 (30) 72
(31) 10 (32) 9 (33) 3 (34) 16 (35) 1
(36) 12 (37) 6 (38) 27 (39) 11 (40) 9
(41) 40 (42) 7 (43) 5 (44) 18 (45) 17
(46) 5 (47) 9 (48) 2 (49) 12 (50) 13

제14일

(1) 10 (2) 4 (3) 32 (4) 24 (5) 15
(6) 9 (7) 56 (8) 8 (9) 0 (10) 11
(11) 18 (12) 7 (13) 15 (14) 5 (15) 4
(16) 45 (17) 8 (18) 16 (19) 4 (20) 4
(21) 63 (22) 12 (23) 6 (24) 7 (25) 3
(26) 10 (27) 4 (28) 18 (29) 6 (30) 8
(31) 14 (32) 72 (33) 0 (34) 9 (35) 11
(36) 2 (37) 20 (38) 18 (39) 6 (40) 42
(41) 5 (42) 1 (43) 18 (44) 1 (45) 13
(46) 16 (47) 35 (48) 8 (49) 9 (50) 9

제15일

(1) 8 (2) 9 (3) 12 (4) 7 (5) 8
(6) 28 (7) 3 (8) 14 (9) 72 (10) 10
(11) 4 (12) 12 (13) 2 (14) 4 (15) 24
(16) 3 (17) 54 (18) 17 (19) 7 (20) 11
(21) 1 (22) 28 (23) 8 (24) 25 (25) 45
(26) 9 (27) 5 (28) 64 (29) 13 (30) 1
(31) 12 (32) 5 (33) 6 (34) 42 (35) 6
(36) 11 (37) 4 (38) 15 (39) 27 (40) 2
(41) 5 (42) 8 (43) 9 (44) 12 (45) 35
(46) 10 (47) 9 (48) 12 (49) 5 (50) 7

제16일

(1) 9 (2) 21 (3) 4 (4) 4 (5) 3
(6) 18 (7) 13 (8) 20 (9) 56 (10) 11
(11) 4 (12) 9 (13) 7 (14) 12 (15) 36
(16) 7 (17) 16 (18) 4 (19) 48 (20) 10
(21) 8 (22) 30 (23) 9 (24) 6 (25) 1
(26) 54 (27) 0 (28) 12 (29) 8 (30) 32
(31) 2 (32) 6 (33) 7 (34) 13 (35) 36
(36) 3 (37) 6 (38) 30 (39) 5 (40) 11
(41) 24 (42) 6 (43) 9 (44) 10 (45) 5
(46) 10 (47) 14 (48) 6 (49) 9 (50) 49

제17일

(1) 8 (2) 11 (3) 24 (4) 63 (5) 2
(6) 15 (7) 2 (8) 8 (9) 5 (10) 40
(11) 8 (12) 12 (13) 40 (14) 1 (15) 7
(16) 5 (17) 54 (18) 14 (19) 9 (20) 6
(21) 21 (22) 7 (23) 6 (24) 10 (25) 5
(26) 2 (27) 14 (28) 4 (29) 10 (30) 6
(31) 32 (32) 16 (33) 3 (34) 2 (35) 4
(36) 3 (37) 36 (38) 13 (39) 9 (40) 9
(41) 15 (42) 15 (43) 1 (44) 72 (45) 11
(46) 5 (47) 12 (48) 14 (49) 8 (50) 6

제18일

(1) 18 (2) 9 (3) 9 (4) 15 (5) 4
(6) 3 (7) 81 (8) 3 (9) 12 (10) 8
(11) 6 (12) 28 (13) 17 (14) 0 (15) 4
(16) 28 (17) 14 (18) 18 (19) 10 (20) 8
(21) 7 (22) 8 (23) 25 (24) 5 (25) 16
(26) 2 (27) 11 (28) 7 (29) 42 (30) 3
(31) 18 (32) 14 (33) 4 (34) 6 (35) 1
(36) 13 (37) 16 (38) 9 (39) 9 (40) 15
(41) 7 (42) 16 (43) 48 (44) 5 (45) 5
(46) 35 (47) 8 (48) 0 (49) 27 (50) 10

제19일

(1) 11 (2) 42 (3) 5 (4) 5 (5) 8
(6) 18 (7) 6 (8) 2 (9) 45 (10) 35
(11) 13 (12) 7 (13) 8 (14) 9 (15) 10
(16) 8 (17) 64 (18) 15 (19) 4 (20) 9
(21) 4 (22) 24 (23) 10 (24) 6 (25) 4
(26) 12 (27) 10 (28) 1 (29) 7 (30) 40
(31) 8 (32) 20 (33) 14 (34) 8 (35) 27
(36) 11 (37) 1 (38) 14 (39) 9 (40) 3
(41) 2 (42) 2 (43) 12 (44) 7 (45) 9
(46) 48 (47) 16 (48) 4 (49) 12 (50) 3

제20일

(1) 7 (2) 6 (3) 12 (4) 5 (5) 14
(6) 2 (7) 12 (8) 72 (9) 10 (10) 8
(11) 17 (12) 14 (13) 9 (14) 8 (15) 4
(16) 24 (17) 12 (18) 6 (19) 27 (20) 11
(21) 3 (22) 9 (23) 0 (24) 56 (25) 9
(26) 5 (27) 10 (28) 7 (29) 11 (30) 49
(31) 13 (32) 1 (33) 24 (34) 36 (35) 4
(36) 9 (37) 10 (38) 2 (39) 15 (40) 36
(41) 24 (42) 6 (43) 7 (44) 10 (45) 8
(46) 12 (47) 2 (48) 5 (49) 4 (50) 36

제21일

(1) 8 (2) 6 (3) 12 (4) 81 (5) 8
(6) 5 (7) 3 (8) 14 (9) 10 (10) 9
(11) 42 (12) 1 (13) 8 (14) 10 (15) 24
(16) 8 (17) 11 (18) 24 (19) 8 (20) 16
(21) 24 (22) 6 (23) 8 (24) 5 (25) 7
(26) 49 (27) 18 (28) 9 (29) 13 (30) 7
(31) 2 (32) 45 (33) 10 (34) 1 (35) 2
(36) 24 (37) 3 (38) 12 (39) 64 (40) 6
(41) 9 (42) 11 (43) 2 (44) 20 (45) 7
(46) 2 (47) 9 (48) 12 (49) 7 (50) 15

제22일

(1) 4 (2) 63 (3) 8 (4) 13 (5) 40
(6) 12 (7) 7 (8) 12 (9) 9 (10) 27
(11) 7 (12) 7 (13) 10 (14) 0 (15) 30
(16) 6 (17) 15 (18) 4 (19) 56 (20) 6
(21) 11 (22) 16 (23) 8 (24) 1 (25) 0
(26) 5 (27) 1 (28) 14 (29) 14 (30) 10
(31) 3 (32) 9 (33) 48 (34) 5 (35) 36
(36) 7 (37) 13 (38) 4 (39) 6 (40) 9
(41) 2 (42) 35 (43) 36 (44) 12 (45) 6
(46) 17 (47) 9 (48) 15 (49) 6 (50) 3

제23일

(1) 12 (2) 13 (3) 7 (4) 12 (5) 5
(6) 5 (7) 11 (8) 63 (9) 5 (10) 1
(11) 14 (12) 6 (13) 72 (14) 7 (15) 2
(16) 10 (17) 21 (18) 16 (19) 12 (20) 3
(21) 9 (22) 6 (23) 30 (24) 9 (25) 10
(26) 9 (27) 18 (28) 40 (29) 6 (30) 1
(31) 16 (32) 14 (33) 54 (34) 2 (35) 6
(36) 10 (37) 4 (38) 11 (39) 12 (40) 4
(41) 8 (42) 56 (43) 8 (44) 27 (45) 13
(46) 5 (47) 7 (48) 24 (49) 8 (50) 3

제24일

(1) 10 (2) 5 (3) 45 (4) 1 (5) 14
(6) 7 (7) 56 (8) 8 (9) 9 (10) 13
(11) 21 (12) 27 (13) 8 (14) 20 (15) 3
(16) 11 (17) 5 (18) 6 (19) 17 (20) 36
(21) 16 (22) 7 (23) 4 (24) 8 (25) 5
(26) 30 (27) 9 (28) 12 (29) 12 (30) 8
(31) 3 (32) 8 (33) 10 (34) 81 (35) 16
(36) 1 (37) 10 (38) 9 (39) 1 (40) 15
(41) 9 (42) 4 (43) 6 (44) 2 (45) 56
(46) 11 (47) 8 (48) 4 (49) 32 (50) 0

제25일

(1) 18　(2) 8　(3) 12　(4) 2　(5) 64
(6) 9　(7) 6　(8) 42　(9) 24　(10) 10
(11) 3　(12) 13　(13) 7　(14) 9　(15) 15
(16) 3　(17) 9　(18) 28　(19) 11　(20) 4
(21) 15　(22) 18　(23) 15　(24) 7　(25) 5
(26) 9　(27) 16　(28) 11　(29) 3　(30) 5
(31) 45　(32) 8　(33) 40　(34) 12　(35) 2
(36) 4　(37) 5　(38) 6　(39) 6　(40) 16
(41) 42　(42) 4　(43) 54　(44) 10　(45) 1
(46) 6　(47) 21　(48) 7　(49) 14　(50) 5

제26일

(1) 9　(2) 35　(3) 6　(4) 45　(5) 11
(6) 0　(7) 2　(8) 9　(9) 63　(10) 13
(11) 7　(12) 2　(13) 8　(14) 7　(15) 10
(16) 15　(17) 48　(18) 8　(19) 4　(20) 18
(21) 8　(22) 3　(23) 12　(24) 24　(25) 25
(26) 13　(27) 9　(28) 6　(29) 1　(30) 16
(31) 4　(32) 17　(33) 3　(34) 9　(35) 6
(36) 8　(37) 36　(38) 12　(39) 5　(40) 28
(41) 10　(42) 3　(43) 36　(44) 7　(45) 14
(46) 16　(47) 9　(48) 0　(49) 63　(50) 6

제27일

(1) 5　(2) 11　(3) 40　(4) 14　(5) 5
(6) 16　(7) 35　(8) 9　(9) 3　(10) 54
(11) 12　(12) 7　(13) 8　(14) 63　(15) 2
(16) 8　(17) 12　(18) 9　(19) 13　(20) 9
(21) 18　(22) 16　(23) 1　(24) 2　(25) 6
(26) 12　(27) 6　(28) 64　(29) 14　(30) 4
(31) 9　(32) 42　(33) 8　(34) 10　(35) 36
(36) 3　(37) 4　(38) 30　(39) 3　(40) 18
(41) 4　(42) 14　(43) 11　(44) 6　(45) 8
(46) 7　(47) 4　(48) 15　(49) 1　(50) 10

제28일

(1) 36　(2) 12　(3) 9　(4) 7　(5) 3
(6) 14　(7) 8　(8) 10　(9) 13　(10) 1
(11) 27　(12) 0　(13) 7　(14) 5　(15) 20
(16) 72　(17) 9　(18) 15　(19) 14　(20) 11
(21) 2　(22) 20　(23) 4　(24) 9　(25) 30
(26) 8　(27) 10　(28) 6　(29) 72　(30) 7
(31) 2　(32) 36　(33) 18　(34) 2　(35) 2
(36) 6　(37) 6　(38) 12　(39) 7　(40) 49
(41) 8　(42) 32　(43) 11　(44) 4　(45) 5
(46) 6　(47) 1　(48) 30　(49) 14　(50) 7

제29일

(1) 4　(2) 27　(3) 35　(4) 5　(5) 11
(6) 1　(7) 10　(8) 14　(9) 9　(10) 7
(11) 48　(12) 8　(13) 8　(14) 2　(15) 10
(16) 3　(17) 24　(18) 24　(19) 17　(20) 12
(21) 6　(22) 2　(23) 7　(24) 8　(25) 9
(26) 8　(27) 10　(28) 54　(29) 5　(30) 6
(31) 28　(32) 6　(33) 7　(34) 13　(35) 48
(36) 3　(37) 9　(38) 20　(39) 1　(40) 12
(41) 9　(42) 35　(43) 1　(44) 1　(45) 18
(46) 11　(47) 7　(48) 15　(49) 24　(50) 4

제30일

(1) 5　(2) 9　(3) 13　(4) 4　(5) 40
(6) 10　(7) 8　(8) 20　(9) 3　(10) 12
(11) 9　(12) 42　(13) 8　(14) 11　(15) 32
(16) 6　(17) 2　(18) 27　(19) 15　(20) 0
(21) 63　(22) 7　(23) 18　(24) 6　(25) 4
(26) 4　(27) 28　(28) 11　(29) 7　(30) 36
(31) 1　(32) 16　(33) 8　(34) 15　(35) 3
(36) 2　(37) 0　(38) 8　(39) 12　(40) 56
(41) 6　(42) 10　(43) 3　(44) 12　(45) 14
(46) 5　(47) 18　(48) 7　(49) 8　(50) 72

제31일

(1) 8 (2) 36 (3) 11 (4) 9 (5) 56
(6) 9 (7) 5 (8) 12 (9) 12 (10) 9
(11) 21 (12) 4 (13) 2 (14) 10 (15) 4
(16) 8 (17) 16 (18) 1 (19) 45 (20) 6
(21) 7 (22) 8 (23) 48 (24) 13 (25) 24
(26) 6 (27) 6 (28) 13 (29) 10 (30) 3
(31) 15 (32) 81 (33) 1 (34) 5 (35) 10
(36) 6 (37) 12 (38) 4 (39) 9 (40) 40
(41) 7 (42) 14 (43) 16 (44) 21 (45) 6
(46) 8 (47) 3 (48) 42 (49) 5 (50) 11

제32일

(1) 24 (2) 7 (3) 8 (4) 12 (5) 9
(6) 10 (7) 24 (8) 12 (9) 2 (10) 16
(11) 5 (12) 8 (13) 7 (14) 54 (15) 5
(16) 14 (17) 25 (18) 17 (19) 4 (20) 18
(21) 7 (22) 15 (23) 49 (24) 7 (25) 11
(26) 24 (27) 7 (28) 35 (29) 3 (30) 1
(31) 16 (32) 8 (33) 14 (34) 9 (35) 9
(36) 32 (37) 10 (38) 4 (39) 6 (40) 13
(41) 6 (42) 54 (43) 5 (44) 3 (45) 72
(46) 8 (47) 10 (48) 0 (49) 1 (50) 8

제33일

(1) 15 (2) 4 (3) 48 (4) 10 (5) 9
(6) 10 (7) 9 (8) 2 (9) 35 (10) 81
(11) 13 (12) 2 (13) 9 (14) 5 (15) 11
(16) 28 (17) 4 (18) 16 (19) 9 (20) 6
(21) 12 (22) 6 (23) 5 (24) 32 (25) 7
(26) 7 (27) 4 (28) 1 (29) 14 (30) 8
(31) 56 (32) 11 (33) 5 (34) 12 (35) 30
(36) 6 (37) 6 (38) 27 (39) 10 (40) 3
(41) 12 (42) 3 (43) 8 (44) 12 (45) 3
(46) 56 (47) 17 (48) 9 (49) 5 (50) 45

제34일

(1) 13 (2) 0 (3) 9 (4) 7 (5) 32
(6) 9 (7) 6 (8) 42 (9) 10 (10) 3
(11) 9 (12) 6 (13) 4 (14) 20 (15) 11
(16) 45 (17) 2 (18) 15 (19) 18 (20) 5
(21) 7 (22) 16 (23) 12 (24) 3 (25) 21
(26) 11 (27) 0 (28) 3 (29) 15 (30) 8
(31) 14 (32) 7 (33) 40 (34) 8 (35) 16
(36) 1 (37) 54 (38) 10 (39) 8 (40) 8
(41) 4 (42) 2 (43) 72 (44) 6 (45) 12
(46) 7 (47) 14 (48) 5 (49) 24 (50) 7

제35일

(1) 12 (2) 6 (3) 10 (4) 9 (5) 36
(6) 17 (7) 4 (8) 40 (9) 9 (10) 1
(11) 28 (12) 14 (13) 5 (14) 6 (15) 63
(16) 12 (17) 9 (18) 18 (19) 16 (20) 13
(21) 2 (22) 15 (23) 6 (24) 8 (25) 12
(26) 30 (27) 8 (28) 5 (29) 2 (30) 49
(31) 2 (32) 11 (33) 3 (34) 8 (35) 27
(36) 4 (37) 13 (38) 32 (39) 6 (40) 5
(41) 20 (42) 10 (43) 7 (44) 15 (45) 18
(46) 4 (47) 9 (48) 8 (49) 4 (50) 3

제36일

(1) 9 (2) 1 (3) 40 (4) 16 (5) 7
(6) 12 (7) 14 (8) 9 (9) 11 (10) 18
(11) 6 (12) 6 (13) 10 (14) 8 (15) 28
(16) 13 (17) 8 (18) 9 (19) 4 (20) 15
(21) 6 (22) 18 (23) 36 (24) 0 (25) 5
(26) 3 (27) 11 (28) 36 (29) 5 (30) 4
(31) 18 (32) 9 (33) 7 (34) 72 (35) 1
(36) 8 (37) 12 (38) 5 (39) 25 (40) 2
(41) 2 (42) 7 (43) 16 (44) 14 (45) 4
(46) 48 (47) 13 (48) 8 (49) 8 (50) 21

제37일
(1) 1 (2) 7 (3) 9 (4) 10 (5) 7
(6) 8 (7) 36 (8) 12 (9) 24 (10) 6
(11) 10 (12) 25 (13) 24 (14) 14 (15) 3
(16) 7 (17) 13 (18) 54 (19) 3 (20) 1
(21) 8 (22) 11 (23) 8 (24) 9 (25) 16
(26) 12 (27) 3 (28) 14 (29) 6 (30) 5
(31) 17 (32) 12 (33) 2 (34) 4 (35) 2
(36) 64 (37) 4 (38) 10 (39) 45 (40) 8
(41) 14 (42) 63 (43) 5 (44) 8 (45) 13
(46) 6 (47) 9 (48) 4 (49) 9 (50) 30

제38일
(1) 8 (2) 15 (3) 24 (4) 6 (5) 0
(6) 7 (7) 40 (8) 7 (9) 13 (10) 5
(11) 36 (12) 8 (13) 4 (14) 11 (15) 3
(16) 42 (17) 10 (18) 8 (19) 10 (20) 63
(21) 9 (22) 1 (23) 11 (24) 24 (25) 6
(26) 6 (27) 48 (28) 4 (29) 6 (30) 72
(31) 14 (32) 7 (33) 10 (34) 0 (35) 3
(36) 9 (37) 9 (38) 30 (39) 16 (40) 2
(41) 21 (42) 5 (43) 9 (44) 8 (45) 11
(46) 3 (47) 6 (48) 28 (49) 4 (50) 12

제39일
(1) 21 (2) 9 (3) 8 (4) 12 (5) 1
(6) 15 (7) 17 (8) 7 (9) 54 (10) 15
(11) 5 (12) 6 (13) 3 (14) 63 (15) 5
(16) 7 (17) 10 (18) 10 (19) 7 (20) 14
(21) 12 (22) 5 (23) 32 (24) 6 (25) 9
(26) 11 (27) 8 (28) 4 (29) 42 (30) 9
(31) 12 (32) 1 (33) 18 (34) 8 (35) 64
(36) 3 (37) 24 (38) 8 (39) 16 (40) 27
(41) 2 (42) 10 (43) 12 (44) 6 (45) 9
(46) 35 (47) 10 (48) 1 (49) 13 (50) 4

제40일
(1) 16 (2) 8 (3) 14 (4) 20 (5) 7
(6) 6 (7) 18 (8) 10 (9) 3 (10) 32
(11) 9 (12) 15 (13) 81 (14) 9 (15) 4
(16) 13 (17) 49 (18) 6 (19) 5 (20) 10
(21) 9 (22) 11 (23) 1 (24) 18 (25) 6
(26) 20 (27) 4 (28) 12 (29) 0 (30) 13
(31) 6 (32) 27 (33) 8 (34) 5 (35) 45
(36) 4 (37) 10 (38) 7 (39) 56 (40) 16
(41) 2 (42) 4 (43) 4 (44) 2 (45) 48
(46) 11 (47) 2 (48) 9 (49) 28 (50) 7

제41일
(1) 8 (2) 42 (3) 18 (4) 9 (5) 3
(6) 32 (7) 12 (8) 8 (9) 14 (10) 4
(11) 10 (12) 4 (13) 45 (14) 8 (15) 6
(16) 45 (17) 5 (18) 11 (19) 16 (20) 56
(21) 4 (22) 6 (23) 12 (24) 8 (25) 16
(26) 13 (27) 8 (28) 3 (29) 5 (30) 81
(31) 35 (32) 3 (33) 15 (34) 9 (35) 2
(36) 14 (37) 2 (38) 10 (39) 9 (40) 15
(41) 7 (42) 5 (43) 48 (44) 18 (45) 7
(46) 11 (47) 1 (48) 9 (49) 18 (50) 4

제42일
(1) 0 (2) 10 (3) 4 (4) 12 (5) 54
(6) 9 (7) 8 (8) 64 (9) 21 (10) 6
(11) 6 (12) 14 (13) 2 (14) 10 (15) 7
(16) 5 (17) 11 (18) 36 (19) 24 (20) 7
(21) 17 (22) 35 (23) 8 (24) 3 (25) 9
(26) 16 (27) 54 (28) 5 (29) 3 (30) 11
(31) 40 (32) 3 (33) 13 (34) 9 (35) 0
(36) 15 (37) 49 (38) 4 (39) 10 (40) 1
(41) 10 (42) 2 (43) 6 (44) 24 (45) 12
(46) 6 (47) 7 (48) 8 (49) 12 (50) 27

제43일

(1) 5   (2) 8   (3) 20   (4) 7   (5) 12
(6) 5   (7) 42   (8) 14   (9) 1   (10) 10
(11) 18 (12) 56 (13) 9   (14) 1   (15) 30
(16) 8   (17) 11 (18) 9   (19) 16 (20) 9
(21) 18 (22) 32 (23) 3   (24) 7   (25) 5
(26) 10 (27) 1   (28) 64 (29) 7   (30) 13
(31) 6   (32) 9   (33) 12 (34) 27 (35) 2
(36) 12 (37) 7   (38) 20 (39) 3   (40) 9
(41) 14 (42) 11 (43) 1   (44) 7   (45) 63
(46) 3   (47) 30 (48) 15 (49) 4   (50) 8

제44일

(1) 8   (2) 32   (3) 10   (4) 2   (5) 27
(6) 8   (7) 15   (8) 8   (9) 9   (10) 35
(11) 13 (12) 5   (13) 0   (14) 7   (15) 7
(16) 36 (17) 13 (18) 6   (19) 16 (20) 7
(21) 5   (22) 12 (23) 15 (24) 6   (25) 40
(26) 6   (27) 4   (28) 15 (29) 2   (30) 12
(31) 12 (32) 10 (33) 9   (34) 7   (35) 28
(36) 8   (37) 4   (38) 11 (39) 8   (40) 14
(41) 4   (42) 42 (43) 6   (44) 9   (45) 17
(46) 27 (47) 1   (48) 2   (49) 72 (50) 8

제45일

(1) 14   (2) 5   (3) 9   (4) 45   (5) 5
(6) 10   (7) 3   (8) 24   (9) 63   (10) 3
(11) 16 (12) 4   (13) 1   (14) 15 (15) 24
(16) 6   (17) 6   (18) 11 (19) 6   (20) 14
(21) 24 (22) 9   (23) 9   (24) 56 (25) 14
(26) 9   (27) 18 (28) 2   (29) 45 (30) 8
(31) 4   (32) 11 (33) 54 (34) 9   (35) 7
(36) 5   (37) 1   (38) 35 (39) 4   (40) 13
(41) 2   (42) 5   (43) 8   (44) 12 (45) 8
(46) 5   (47) 7   (48) 15 (49) 7   (50) 32

제46일

(1) 0   (2) 36   (3) 5   (4) 8   (5) 48
(6) 11   (7) 6   (8) 18   (9) 14   (10) 9
(11) 8   (12) 18 (13) 3   (14) 12 (15) 20
(16) 7   (17) 18 (18) 49 (19) 3   (20) 8
(21) 40 (22) 2   (23) 6   (24) 10 (25) 9
(26) 25 (27) 6   (28) 11 (29) 4   (30) 12
(31) 15 (32) 5   (33) 4   (34) 2   (35) 10
(36) 72 (37) 12 (38) 8   (39) 13 (40) 21
(41) 4   (42) 6   (43) 5   (44) 72 (45) 12
(46) 9   (47) 0   (48) 12 (49) 1   (50) 4

제47일

(1) 56   (2) 13   (3) 9   (4) 4   (5) 5
(6) 6   (7) 32   (8) 10   (9) 8   (10) 12
(11) 18 (12) 3   (13) 8   (14) 63 (15) 8
(16) 7   (17) 12 (18) 11 (19) 2   (20) 8
(21) 15 (22) 6   (23) 7   (24) 30 (25) 4
(26) 10 (27) 28 (28) 16 (29) 1   (30) 2
(31) 5   (32) 18 (33) 14 (34) 8   (35) 6
(36) 28 (37) 7   (38) 12 (39) 81 (40) 2
(41) 9   (42) 9   (43) 15 (44) 11 (45) 3
(46) 7   (47) 48 (48) 5   (49) 17 (50) 10

제48일

(1) 8   (2) 9   (3) 10   (4) 18   (5) 9
(6) 12   (7) 48   (8) 1   (9) 11   (10) 30
(11) 7   (12) 6   (13) 5   (14) 16 (15) 3
(16) 15 (17) 24 (18) 63 (19) 9   (20) 5
(21) 21 (22) 14 (23) 10 (24) 4   (25) 3
(26) 3   (27) 11 (28) 2   (29) 9   (30) 63
(31) 8   (32) 9   (33) 45 (34) 13 (35) 7
(36) 10 (37) 48 (38) 0   (39) 1   (40) 6
(41) 14 (42) 1   (43) 16 (44) 4   (45) 16
(46) 12 (47) 6   (48) 7   (49) 24 (50) 3

제49일

(1) 10　(2) 21　(3) 8　(4) 5　(5) 9
(6) 72　(7) 16　(8) 1　(9) 20　(10) 14
(11) 21　(12) 2　(13) 4　(14) 9　(15) 6
(16) 36　(17) 13　(18) 3　(19) 40　(20) 6
(21) 11　(22) 36　(23) 6　(24) 9　(25) 64
(26) 13　(27) 7　(28) 25　(29) 3　(30) 5
(31) 11　(32) 24　(33) 4　(34) 9　(35) 6
(36) 4　(37) 10　(38) 5　(39) 18　(40) 1
(41) 15　(42) 8　(43) 2　(44) 12　(45) 27
(46) 4　(47) 7　(48) 49　(49) 4　(50) 9

제50일

(1) 20　(2) 4　(3) 2　(4) 10　(5) 18
(6) 9　(7) 13　(8) 36　(9) 7　(10) 8
(11) 7　(12) 56　(13) 10　(14) 1　(15) 10
(16) 16　(17) 8　(18) 16　(19) 3　(20) 42
(21) 5　(22) 12　(23) 0　(24) 8　(25) 4
(26) 5　(27) 8　(28) 13　(29) 54　(30) 3
(31) 8　(32) 7　(33) 9　(34) 35　(35) 11
(36) 1　(37) 10　(38) 24　(39) 5　(40) 9
(41) 35　(42) 2　(43) 17　(44) 6　(45) 24
(46) 7　(47) 7　(48) 14　(49) 54　(50) 0

제51일

(1) 11　(2) 9　(3) 45　(4) 32　(5) 7
(6) 8　(7) 5　(8) 10　(9) 6　(10) 42
(11) 8　(12) 15　(13) 12　(14) 7　(15) 6
(16) 12　(17) 6　(18) 14　(19) 45　(20) 1
(21) 11　(22) 56　(23) 4　(24) 3　(25) 3
(26) 15　(27) 11　(28) 6　(29) 7　(30) 18
(31) 2　(32) 40　(33) 12　(34) 8　(35) 2
(36) 2　(37) 16　(38) 4　(39) 13　(40) 48
(41) 9　(42) 6　(43) 81　(44) 14　(45) 1
(46) 16　(47) 10　(48) 5　(49) 5　(50) 9

제52일

(1) 1　(2) 9　(3) 0　(4) 8　(5) 16
(6) 14　(7) 7　(8) 36　(9) 12　(10) 3
(11) 36　(12) 5　(13) 10　(14) 4　(15) 15
(16) 4　(17) 5　(18) 16　(19) 9　(20) 49
(21) 15　(22) 3　(23) 11　(24) 20　(25) 8
(26) 6　(27) 21　(28) 11　(29) 7　(30) 13
(31) 72　(32) 7　(33) 10　(34) 7　(35) 4
(36) 35　(37) 2　(38) 10　(39) 9　(40) 12
(41) 12　(42) 48　(43) 5　(44) 5　(45) 16
(46) 8　(47) 24　(48) 7　(49) 6　(50) 18

제53일

(1) 12　(2) 6　(3) 12　(4) 12　(5) 17
(6) 4　(7) 14　(8) 8　(9) 8　(10) 45
(11) 13　(12) 8　(13) 9　(14) 12　(15) 2
(16) 10　(17) 42　(18) 1　(19) 14　(20) 9
(21) 72　(22) 7　(23) 2　(24) 7　(25) 11
(26) 25　(27) 2　(28) 6　(29) 6　(30) 56
(31) 15　(32) 4　(33) 9　(34) 27　(35) 32
(36) 4　(37) 13　(38) 7　(39) 18　(40) 3
(41) 9　(42) 4　(43) 3　(44) 12　(45) 5
(46) 54　(47) 8　(48) 1　(49) 18　(50) 28

제54일

(1) 13　(2) 40　(3) 7　(4) 8　(5) 1
(6) 6　(7) 6　(8) 10　(9) 28　(10) 17
(11) 8　(12) 56　(13) 0　(14) 9　(15) 24
(16) 12　(17) 5　(18) 14　(19) 27　(20) 8
(21) 6　(22) 10　(23) 54　(24) 3　(25) 27
(26) 9　(27) 6　(28) 48　(29) 2　(30) 15
(31) 3　(32) 10　(33) 11　(34) 5　(35) 9
(36) 0　(37) 9　(38) 16　(39) 1　(40) 72
(41) 4　(42) 5　(43) 30　(44) 10　(45) 6
(46) 16　(47) 21　(48) 14　(49) 7　(50) 8

제55일

(1) 9　(2) 8　(3) 4　(4) 8　(5) 11
(6) 5　(7) 63　(8) 13　(9) 8　(10) 5
(11) 8　(12) 5　(13) 40　(14) 2　(15) 15
(16) 7　(17) 24　(18) 6　(19) 10　(20) 63
(21) 1　(22) 12　(23) 8　(24) 18　(25) 20
(26) 2　(27) 14　(28) 6　(29) 9　(30) 3
(31) 6　(32) 11　(33) 18　(34) 7　(35) 6
(36) 12　(37) 42　(38) 9　(39) 5　(40) 36
(41) 9　(42) 10　(43) 3　(44) 64　(45) 30
(46) 4　(47) 18　(48) 14　(49) 3　(50) 9

제56일

(1) 7　(2) 32　(3) 12　(4) 3　(5) 12
(6) 2　(7) 17　(8) 28　(9) 4　(10) 11
(11) 5　(12) 6　(13) 2　(14) 56　(15) 6
(16) 30　(17) 7　(18) 10　(19) 15　(20) 13
(21) 8　(22) 81　(23) 9　(24) 5　(25) 6
(26) 8　(27) 8　(28) 1　(29) 10　(30) 32
(31) 21　(32) 9　(33) 15　(34) 7　(35) 35
(36) 5　(37) 3　(38) 6　(39) 11　(40) 3
(41) 72　(42) 14　(43) 9　(44) 8　(45) 36
(46) 12　(47) 4　(48) 7　(49) 0　(50) 5

제57일

(1) 5　(2) 8　(3) 54　(4) 10　(5) 1
(6) 32　(7) 13　(8) 2　(9) 45　(10) 9
(11) 6　(12) 16　(13) 20　(14) 9　(15) 7
(16) 12　(17) 4　(18) 16　(19) 7　(20) 4
(21) 18　(22) 1　(23) 49　(24) 11　(25) 12
(26) 6　(27) 6　(28) 3　(29) 54　(30) 4
(31) 3　(32) 9　(33) 6　(34) 35　(35) 10
(36) 1　(37) 8　(38) 11　(39) 14　(40) 8
(41) 14　(42) 64　(43) 5　(44) 7　(45) 7
(46) 18　(47) 15　(48) 6　(49) 9　(50) 20

제58일

(1) 8　(2) 10　(3) 0　(4) 11　(5) 8
(6) 28　(7) 6　(8) 4　(9) 48　(10) 10
(11) 14　(12) 7　(13) 42　(14) 9　(15) 2
(16) 16　(17) 45　(18) 6　(19) 18　(20) 13
(21) 7　(22) 8　(23) 12　(24) 5　(25) 9
(26) 9　(27) 1　(28) 27　(29) 10　(30) 2
(31) 13　(32) 6　(33) 35　(34) 4　(35) 15
(36) 11　(37) 72　(38) 9　(39) 8　(40) 8
(41) 3　(42) 12　(43) 24　(44) 56　(45) 5
(46) 0　(47) 12　(48) 2　(49) 15　(50) 9

제59일

(1) 16　(2) 5　(3) 5　(4) 6　(5) 81
(6) 5　(7) 14　(8) 42　(9) 16　(10) 12
(11) 9　(12) 10　(13) 7　(14) 1　(15) 15
(16) 8　(17) 18　(18) 24　(19) 10　(20) 9
(21) 24　(22) 28　(23) 6　(24) 4　(25) 11
(26) 21　(27) 7　(28) 8　(29) 40　(30) 4
(31) 17　(32) 1　(33) 63　(34) 3　(35) 9
(36) 3　(37) 10　(38) 20　(39) 7　(40) 15
(41) 36　(42) 7　(43) 8　(44) 3　(45) 18
(46) 13　(47) 8　(48) 40　(49) 2　(50) 6

제60일

(1) 8　(2) 63　(3) 12　(4) 12　(5) 5
(6) 2　(7) 35　(8) 4　(9) 10　(10) 8
(11) 16　(12) 6　(13) 9　(14) 12　(15) 3
(16) 0　(17) 11　(18) 7　(19) 11　(20) 30
(21) 3　(22) 8　(23) 6　(24) 64　(25) 36
(26) 4　(27) 9　(28) 49　(29) 5　(30) 32
(31) 2　(32) 15　(33) 6　(34) 7　(35) 6
(36) 4　(37) 11　(38) 9　(39) 25　(40) 7
(41) 1　(42) 24　(43) 13　(44) 9　(45) 10
(46) 27　(47) 4　(48) 2　(49) 36　(50) 14

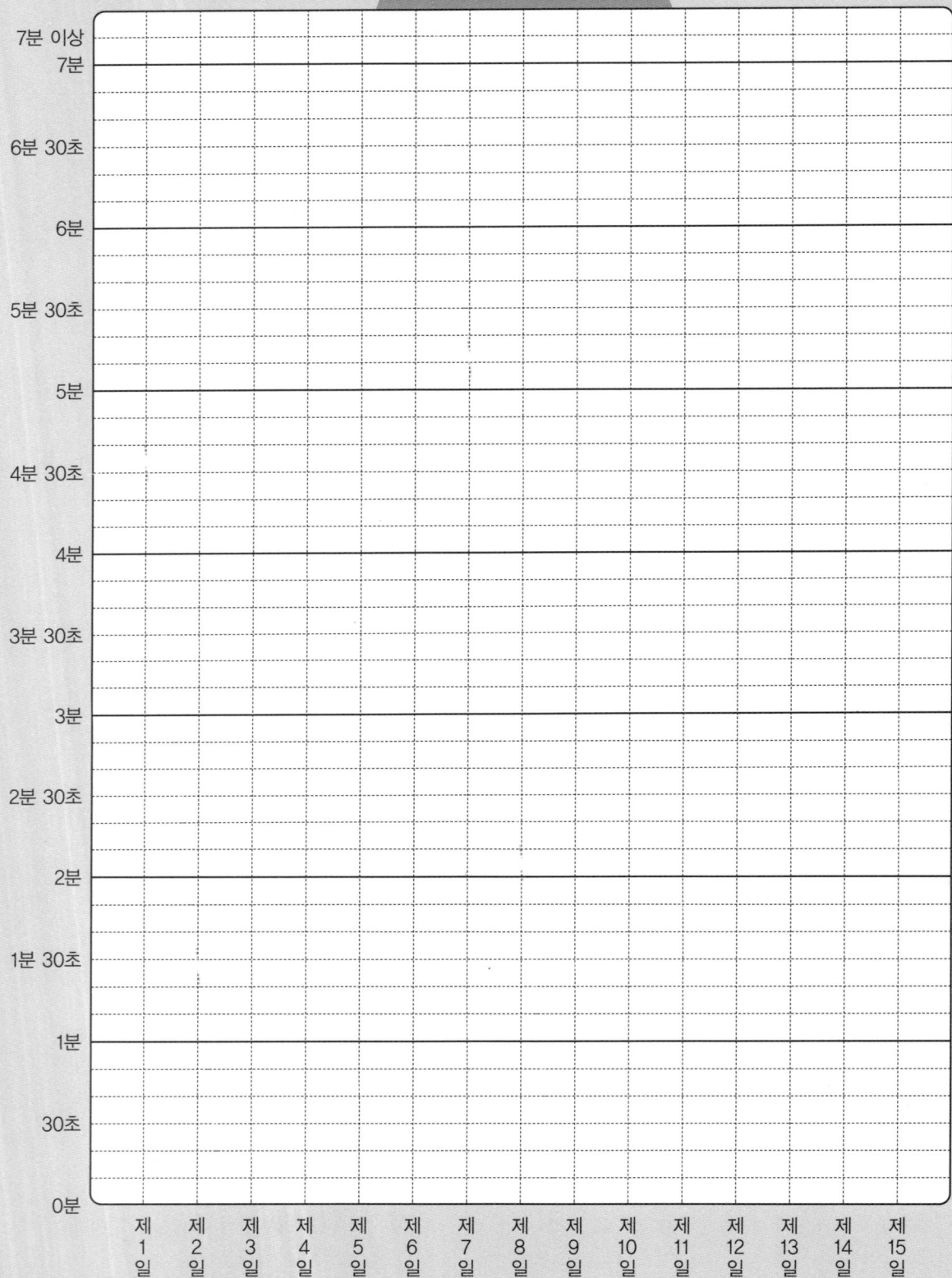

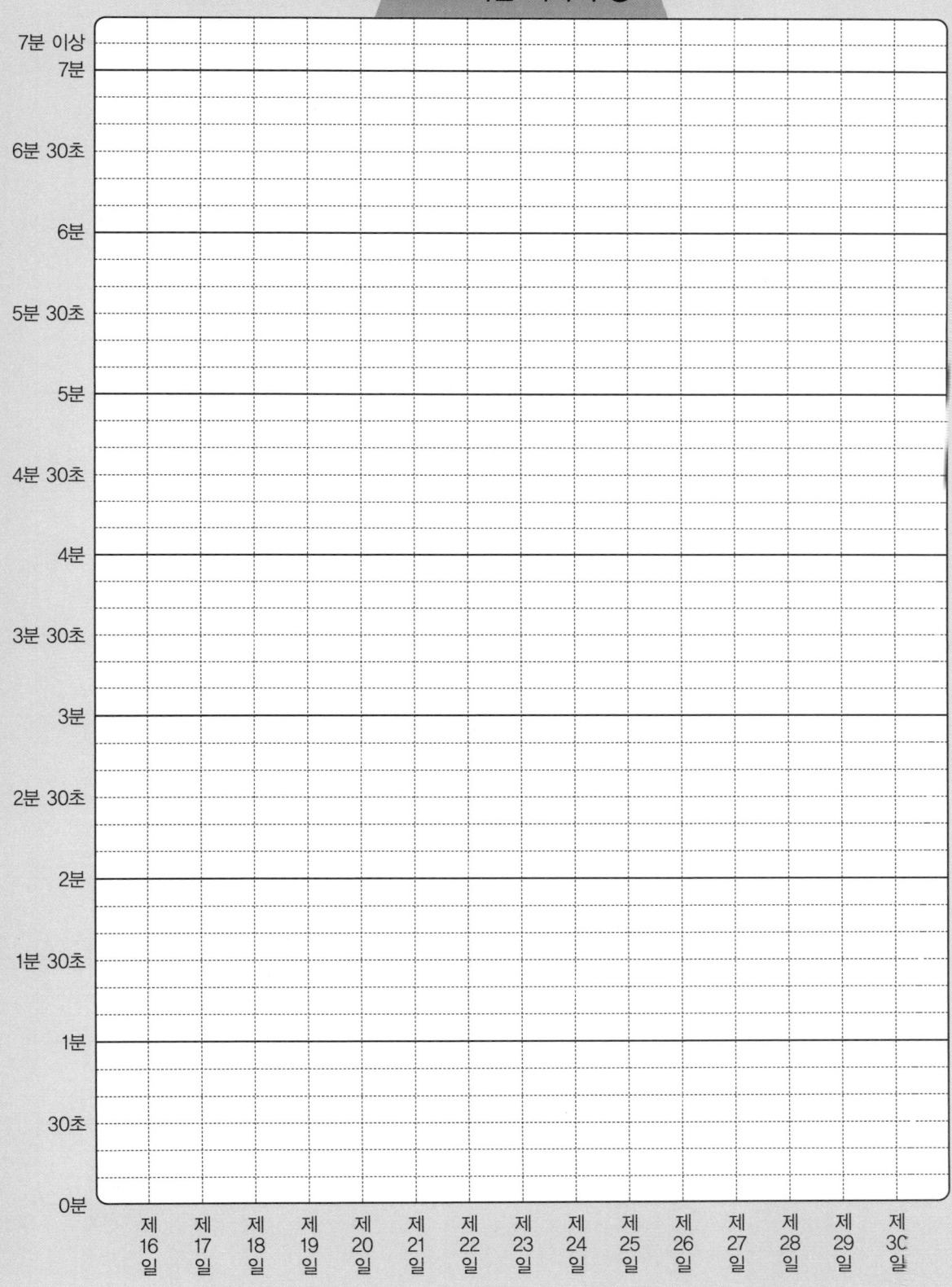

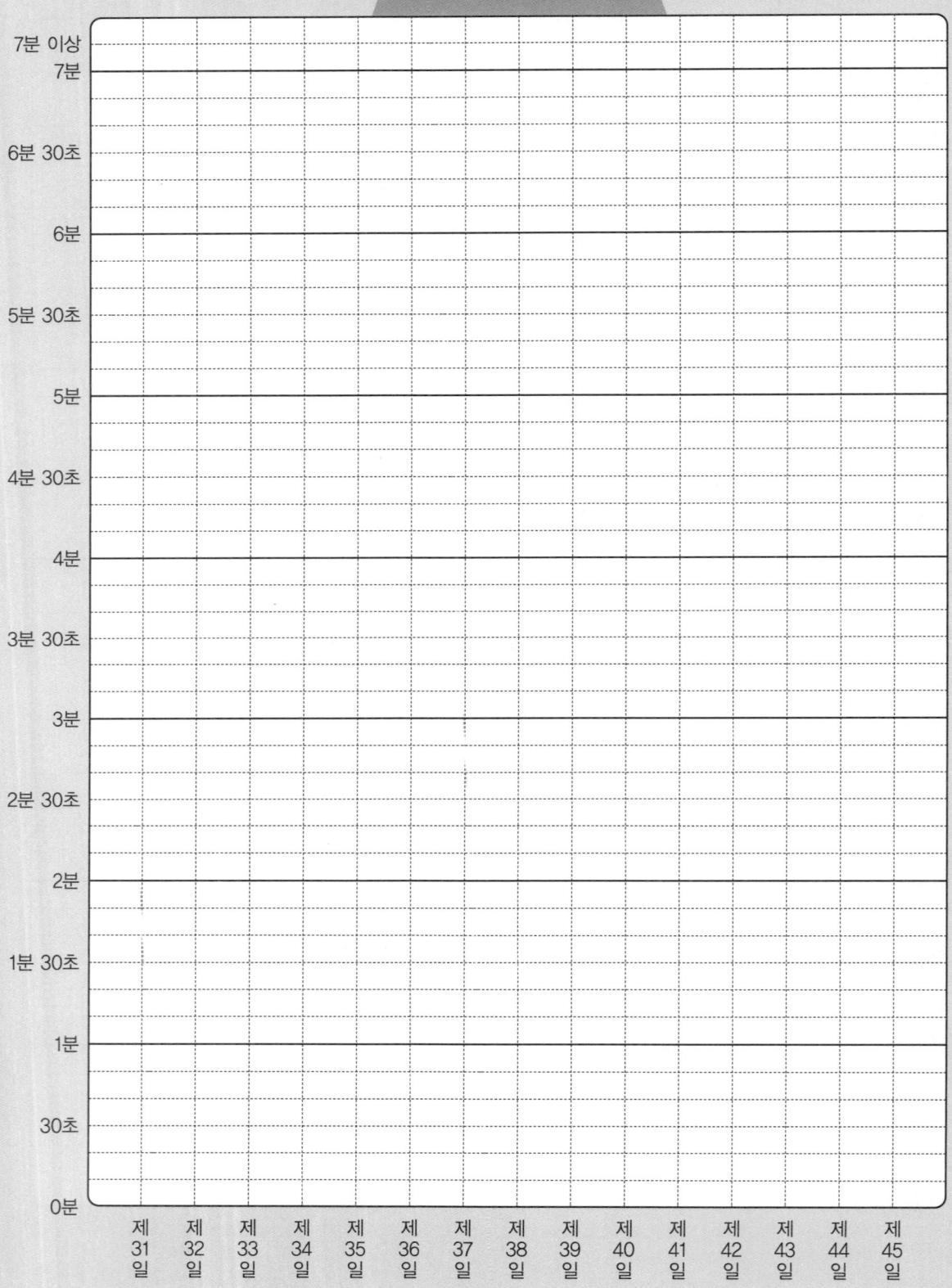

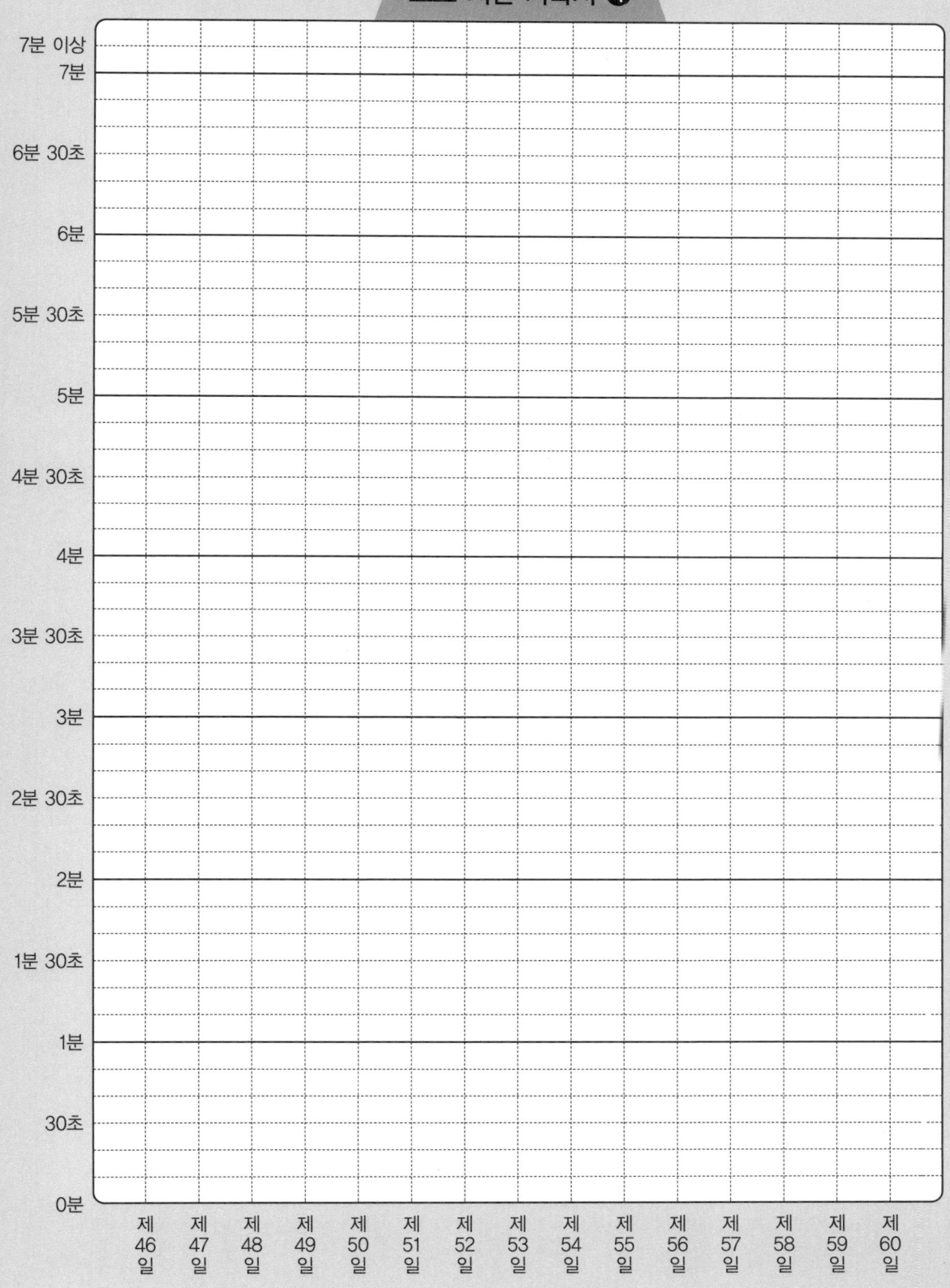

수 세기 테스트 기록지

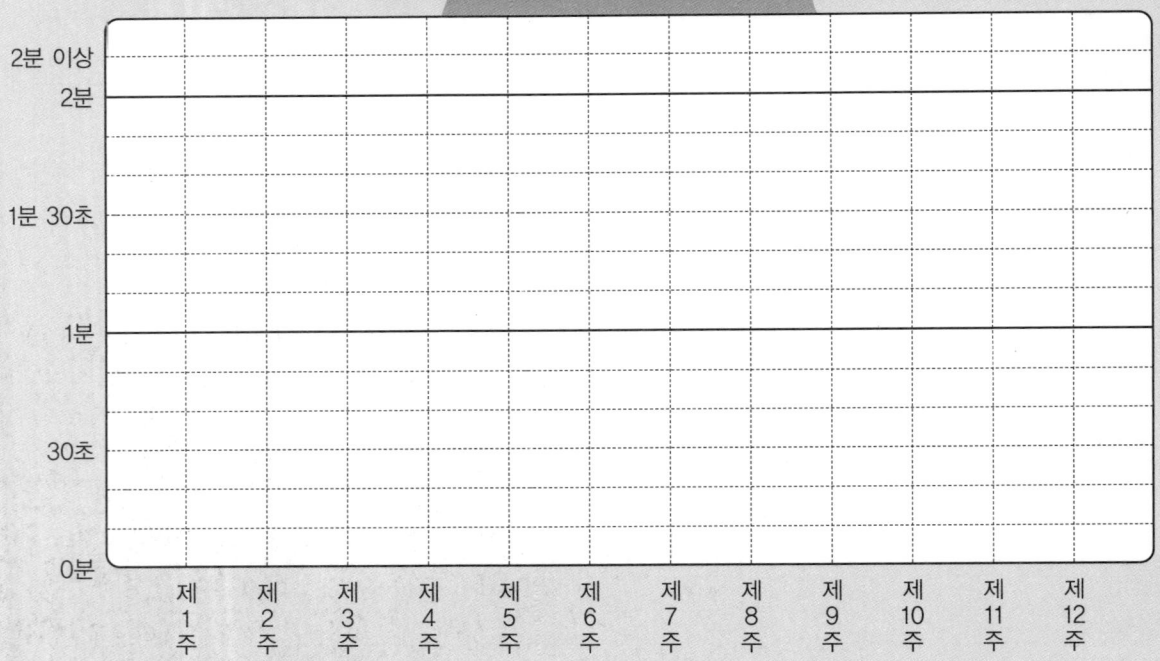

낱말 기억력 테스트 기록지

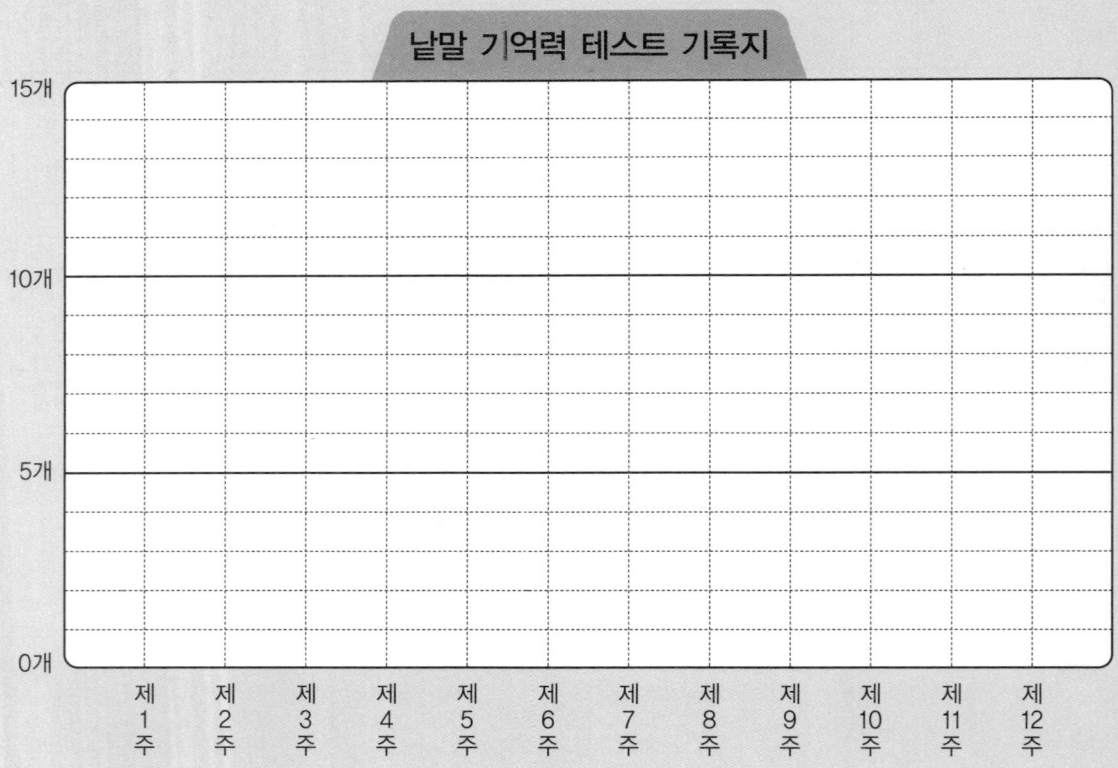